Das Geheimnis von Körper, Seele und Geist

Wolfgang Rietig

Das Geheimnis

von

Körper, Seele und Geist

Weitere, bisher veröffentlichte Werke des Autors W. Rietig:

„Phänomen" Plötzlicher Kindstod-endlich erkannt

Gesund oder Erschöpft?
Ganzheitstherapie/Naturheilkunde
Schmerz-Herz-Kreislauf-Krebs

Länger aktiv leben!
Entsäuern-Entschlacken-Entgiften
Krebserkrankung-Krebsprophylaxe

Bibliografische Information der Deutschen Nationalbibliothek
Die Deutsche Nationalbibliothek verzeichnet diese Publikation
in der Deutschen Nationalbibliografie; detaillierte bibliografische
Daten sind im Internet über http://dnb.d-nb.de abrufbar.

© 2010 Wolfgang Rietig
Umschlagdesign, Satz, Herstellung und Verlag: Books on Demand GmbH, Norderstedt
ISBN 978-3-8391-9247-4

Inhalt

Darlegungen, die in ihrem Inhalt als nicht bekannt erscheinen, geben die Ansicht und Erfahrung des Autors wieder. Der medizinische Teil richtet sich an die Erwartungen der inneren Fachkreise.

Die geheimnisvollen Gedanken

Körper, Seele und Geist!?
Über Seele und Geist ist viel geschrieben worden. Aber man höre und staune, über den Körper mit seinen Organleistungen und deren Vorgänge, herzlich wenig.
Noch sind die Gedanken frei und unkontrollierbar. Ohne Hektik, Stress und vor allem Lärm können sie sich am besten entfalten.
Dazu brauchen wir vor allem Ruhe. Diese beginnt nicht bei vollkommener Lautlosigkeit, sondern unterhalb von 40 Dezibel, was insbesondere auf die nächtliche Schlafenszeit zutrifft. Selbst wer bei Lärm schlafen kann, nimmt die gesundheitlichen Schäden in die Wachzeit am nächsten Tag mit hinüber. Stoffwechselstörungen, Abwehrschwäche, Herzprobleme, Schilddrüsenstörungen und vieles mehr bis hin zum Krebsgeschehen können die Folge sein. Entspannung und in uns hineinhorchen lässt die Seele und den Geist in angenehmer Art schwingen. Frauen leben insgesamt mehr empfindungsbetont. So erleben sie auch negative Schwingungen, egal wodurch sie ausgelöst werden, psychisch belastender als die Männer. Die Weite, die in der Stille empfangen wird, gibt uns einen Hinweis auf die eigene Endlosigkeit der Reise durch die Ewigkeit.
Sind wir von einem guten Geist erfüllt, so schwingen unsere Gedanken in einer dem Wohlbefinden entsprechenden göttlichen Ordnung. Die Kraft der positiven Gedanken resultiert nicht zuletzt auch aus körperlichem Wohlbefinden. Ein gesunder Geist wird sich nicht in einem kranken Körper wohlfühlen. Der Körper kann durch seelische Erkrankung in Mitleidenschaft gezogen werden. In diesem Fall wird das Unterbewusstsein, das an Stoffwechselvorgängen beteiligt ist, in seiner Funktion irritiert. So kommen und gehen die Gedanken, je nachdem wie wir uns fühlen.
Unsere Gedanken in ihrem Fluss münden oder verlieren sich möglicherweise eines Tages im Sein. In der Stille schöpfen wir dann die

Kraft, welche die Seele und den Geist angenehm schwingen lässt. Pflegen wir die Stille der Gedanken als ein Geschenk Gottes. Leichte, rhythmische Wechselbelastungen zwischen Körper, Geist und Seele wirken sich günstig aus. Dagegen schädigen Dauerbelastungen alle Organsysteme in nicht erfreulicher Weise. In jeder Zelle des Körpers laufen allein in einer Sekunde unzählige biochemische Reaktionen ab. Sind diese Vorgänge gestört, so kommt es zu Erkrankungen des Organismus. Unsere Glaubensfähigkeit in ihrer Stärke und Intensität hängt wiederum vom Gesamtbefinden des Körpers ab. Unabhängig davon welche Beziehung wir anstreben oder pflegen, kommt es grundsätzlich darauf an, welche Tiefe in ihr gesucht wird.

Die geheimnisvolle Seele

Zu allen Zeiten haben sich die Menschen mit der Frage befasst, ob es eine Seele gibt. Ein 583 v. C. geborene Grieche[1], äußerte entgegen der damaligen vorherrschenden Ansicht, seinen Standpunkt über die Seelenwanderung öffentlich.

Aristoteles, der die Lehren früherer Philosophen, vor allem Platons, erweiterte, betrachtete die Seele als ein Formprinzip von allem was lebt. Die Seele ist eine unvergängliche Energieformation und hat Beziehung zum ewig Bestehenden.

Es wird angenommen, dass die Seele sich in den entwickelnden Organismus weit vor der Geburt inkarniert. Seelische Komponenten wie Freude, Liebe, Trauer, Enttäuschungen und Schicksalsschläge beeinflussen die Seele je nach Intensität. Diese Empfindungen werden über das Bewusstsein wahrgenommen und manifestieren sich so auf verschiedenste Art.

Viele Menschen verneinen die Existenz einer Seele. Sie glauben nicht daran und missachten das Gesetz der Polarität, beziehungsweise das Gegenüber. Gegensätzlich sind ja soviele Dinge, wie Sonne-Mond, Wasser-Feuer, Kälte-Hitze und so weiter. Der elektrische Strom kann nicht fließen, wenn plus oder minus fehlt, also das polare Gegenüber. Der Strom ist unsichtbar, ebenso die Radiowellen. Schalten wir den Fernseher ein, erscheint das sichtbare Bild, das es ohne den unsichtbaren Strom nicht gäbe. Folglich muss es als polares Gegenüber zum sichtbaren Körper die unsichtbare Seele geben.

Die Menschen stellten sich seit Urzeiten die Frage, was eine Seele ist, beziehungsweise, wie sie aussieht. Ich habe mir ebenfalls sehr oft die Frage gestellt und bin zu folgendem Ergebnis gekommen: Meiner Ansicht nach ist die Seele eine unsichtbare Energieformation, bestehend aus kosmischer Strahlung mit spezifischem Schwingungscharakter. Eine Schwingung entsteht im Atom, wobei eine Frequenz Schwingung pro Sekunde bedeutet. Unser Wechselstrom hat die

Frequenz von 50 Hz und schwingt somit 50mal in einer Sekunde. Die Seele steht zwar in Wechselbeziehung zum Geist und Körper, jedoch ist sie eine Energieformation für sich mit unendlichen Kenntnissen in ihrem Energiespektrum, dem sie ihre Unsterblichkeit verdankt. Jede Seele ist unverwechselbar. In ihr ist festgehalten wer wir sind, wie wir sind, was wir sind. In ihr ist das ureigenste Wesensprogramm des Menschen festgehalten. Auf jede Abweichung von diesem Plan, auf jede Störung dieses Plans reagiert die Seele.

Die Seele ist zeitlos. So wie die Gegenwart, die Vergangenheit und die Zukunft ein großer Kreis sind, in dem es kein Anfang und kein Ende gibt. Die Zeit ist eine vom Menschen erschaffene Illusion.

Die Seele erscheint immer wieder in verschiedenen Darlegungen, so auch in Sprichwörtern. Nach Ansicht vieler Philosophen kann die Seele den Körper zeitweilig verlassen,[2] was auch im Schlaf geschehen könne. Sie wäre in der Lage, sich nach dem Ableben noch im Diesseits zu befinden oder sich in die unsichtbare jenseitige Welt zu begeben. Nach der Reinkarnationslehre begibt sich die Seele nach dem Tod in einen neuen Körper.

Verlässt die Seele den Körper, so ist es dem Geist nicht möglich länger im Körper zu verweilen, da eine Energieformation von der Anderen abhängt. Bei jeder Reinkarnation hat die Seele die Chance der Weiterentwicklung, vielleicht auch die Möglichkeit, begangene Fehler aus früheren Leben aufzuarbeiten, beziehungsweise zu lösen. Die in diesem Leben von der Seele registrierten Ereignisse und entwickelten Fähigkeiten, werden sich ähnlich wie die Weitergabe von Gen-Informationen über Generationen im nächsten Leben als Talente manifestieren. Aber auch Schicksalsereignisse und die Folgen davon werden sicherlich noch als Empfindungen an die Oberfläche des Unterbewusstseins dringen.

Der Sinn des Lebens könnte somit in der seelischen Weiterentwicklung bestehen. Je länger wir also leben, umso mehr sind wir in der Lage, uns seelisch weiterzuentwickeln.

Weit verbreitet ist der Glaube, dass die Seele auch in ein Tier reinkarnieren kann. Bevorzugt sollen Vögel als Wirtskörper dienen. Nach dem Hinduismus soll es keinen Unterschied zwischen Seelen im Menschen und Seelen im Tier geben (Heilige Kühe).

Alle Materie wird irgendwann aufgelöst. So ist anzunehmen, dass ein Mensch, dessen Seele zu extrem am Geld verhaftet ist, irgendwann mit der Auflösung des Materiellen selbst aufhört zu existieren. Der Mensch verliert sein Wesen.

Die Seele in ihrer Einheit kann als das größte Archiv von Informationen in Speicherung und Aufnahmefähigkeit betrachtet werden. Ist ein Mensch sozial eingestellt, hilfsbereit seinem Nächsten gegenüber, so spricht man von einer guten Seele.

Wo sich die Seele im Körper befinden könnte ist unklar. Ein möglicher Ort wäre meines Erachtens der Bereich des Solar plexus (Sonnengeflecht/Empfindungszentrum), von wo aus sie in alle Richtungen des Körpers ausstrahlt.

In Großbritannien hinterließ ein reicher Mann ein besonderes Erbe. Derjenige, dem es gelänge, die Existenz der Seele nachzuweisen, bekäme 1 Million Pfund überreicht. Vielleicht gelingt dies tatsächlich einmal, wenn die Quantenphysik sich weiterentwickelt hat.

Den Weg dahin könnte auch die klassische Homöopathie mit ihren Hochpotenzen weisen. Eine Hochpotenz von zum Beispiel D500 (500 10mal mit sich selbst multipliziert) beinhaltet nichts mehr von dem Ausgangsstoff. In der Weise wie die Substanz immer mehr verdünnt wird, nimmt die Information zu. Man könnte hier von subatomarer Energie sprechen. Ein paar Tropfen pro Jahr können Prozesse in Gang setzen, die zur Heilung oder Beseitigung eines Symptoms, beziehungsweise einer Erkrankung führen. Es ist anzunehmen, dass dieser Vorgang über die Seele abläuft und auf die Organsysteme einwirkt. Bei den Tieren müssen wohl die Vorgänge ähnlich ablaufen, denn es zeigen sich immer wieder Heilungen, die sich das Tier nicht einbilden kann. Das Argument der Placebowirkung dürfte somit entkräftet sein. Wir können davon ausgehen, dass eine homöopathische Hochpotenz mit ihren Schwingungen sich mit den Schwingungen der Seele verbindet und somit die Heilwirkung der Seele auf den Körper mit dem sie in Verbindung steht, vonstatten geht. Die Seele wirkt von innen nach außen.

Die Seele besitzt Erinnerungsvermögen ähnlich einem Stick beim Computer, auf dem sehr viele Informationen gespeichert werden können. Berichte besagen immer wieder, dass am Ende, beziehungsweise während des Ablebens, das ganze Leben mit hoher Geschwindigkeit wie ein Film ablaufen soll. Die Seele kennt alle unsere Schwierigkeiten und Belastungen, denen wir ausgesetzt sind. Fühlen wir uns körperlich wohl, beeinflusst dies unser psychisches Wohlbefinden. Dies wiederum nimmt auf die Seele günstigen Einfluss, so dass diese in eutonischer Art schwingen kann. Es lohnt sich also, in jedem Fall, soviel wie möglich, über ganzheitliche, naturheilkundliche Einflussnahme den Körper zu stärken (Genau beschrieben in Rietig, Wolfgang „Gesund oder Erschöpft? Ganzheitstherapie/Naturheilkunde-Schmerz-Herz-Kreislauf-Krebs").

Fühlt sich der Mensch körperlich wohl, so fällt es ihm leichter, positiv zu denken, was die Psyche aufhellt und die Seele stärkt. Die Psyche ist aber nicht die Seele, wie oft irrtümlicher Weise angenommen wird. Die Psyche resultiert aus den Leistungen der Hirnfunktionen. Sie ist das Ergebnis des körperlichen Wohlbefindens und steht mit den seelischen Schwingungen in Wechselbeziehung. Wenn dieser eutonische Zustand vorherrscht, dann fällt es leichter mit Schicksalsschlägen fertig zu werden.

Ist durch Überhäufung des Körpers mit Toxinen (Gifte) in den Hirnzellen die Bildung der Überträgerstoffe gestört, so kommt es zwangsläufig zu Störungen bei der Übertragung der Nervenimpulse von einer Zelle zur anderen. Die Folge sind Angst, Depressionen und Aggressivität. Dies führt dann zu Funktionsstörungen der Seele. Die Angst und/oder die anderen Symptome beseitigen zu wollen, funktioniert erst dann, wenn sich der Stoffwechsel in den Zellen in Richtung Norm verändert hat. Um diese Symptome ändern zu können, hält die Naturheilkunde verschiedene Homöopathika bereit. Entgiftung tut Not. Wenn der Körper entgiftet wird, so bedeutet dies auch für die Seele Erleichterung, indem die, die Seele belastenden Symptome reduziert werden. Das aus dem Bewusstsein resultierende übermäßige Besitzstreben führt zwangsläufig zu einer unguten Leere beziehungsweise Missempfindung in der Seele. Fördern wir das bewusste Denken in Richtung Empfindung und Beachtung von positiven Zusammenhängen, so tun wir einen großen Schritt zu einer guten seelischen Verfassung.

Das psychische Wohlbefinden hängt auch sehr stark vom vegetativen Nervensystem ab. Es besteht aus dem anregenden Teil, dem Sympathicus und dem hemmenden, sedierenden Teil, dem Parasympathicus, beziehungsweise dem Vagus (10. Gehirnnerv). Es arbeitet autonom und ist vom Willen unabhängig. Sympathicus und Parasympathicus sollten sich im Gleichgewicht befinden, damit auch daraus psychisches Wohlbefinden resultiert.

Dies wird empfindlich gestört, wenn durch Intoxikation einer der Vegetativanteile geschwächt wird. Die Balance ändert sich und es können Belastungen aus der Umwelt nicht mehr kompensiert werden. Wir fühlen uns überfordert und den geringsten Herausforderungen nicht mehr gewachsen. Stärkend auf das Vegetativum und somit auf die Psyche wirken Bewegung an der frischen Luft, verbunden mit Ruhepausen, Vitamin- und Mineralstoffreiche Kost, viel Gemüse. Genussgifte sollten vermieden werden, ebenso zuviel Alkohol, da er den Organismus versäuert. Eine tägliche Wassermenge von ca. 2-2,5 l als Vehikel zur Ausscheidung der im Körper befindlichen Gifte ist obligatorisch!

Nicht zu vergessen ist der Lichtstoffwechsel mit entsprechender Wirkung auf die Organsysteme und physiologischer Vorgänge im Körper. Das Licht beinhaltet verschiedene Farben in seinem Spektrum, die ebenfalls Wirkung auf die Psyche haben. Das von der Sonne kommende Licht ist in seinen Schwingungen, beziehungsweise Frequenzen unsichtbar. Mit dem Eintritt in die Erdatmosphäre trifft es auf die Luftmoleküle und wird dadurch in der Blaufärbung sichtbar. Der Mondhimmel dagegen ist schwarz, da die Lichtstrahlen der Sonne nur beim Auftreffen auf die Mondoberfläche sichtbar werden. Fehlt das Licht an bewölkten, regnerischen Tagen, so stellt sich eine düstere Stimmung ein, die sich aufs Gemüt und auf die Seele legt. Dagegen bessert sich die Stimmung und das Energieniveau bei Sonnenschein. Lichtmangel an Sonnenlicht kann zum Beispiel auch zu Heißhunger auf Schokolade, auf Süßigkeiten führen. Ebenso kann Lichtmangel Müdigkeit, gestörten Schlaf und Hypernervosität bewirken. Es darf vermutet werden, dass Lichtmangel nicht nur Körper und Psyche belastet, sondern dass auch das seelische Empfinden in Mitleidenschaft gezogen wird. Bösartige Verhaltensweisen und Ungerechtigkeit aus der Mitwelt können eine Seele schädigen.

Seelische Dauerschäden bei Kindern ergeben sich auch häufig, wenn Eltern ihre Aufsichtspflicht vernachlässigen und sich zu wenig um ihr Kind kümmern. Die Seele des Kindes verkümmert. Es wird aggressiv, auffällig, gewalttätig oder verfällt in Depressionen. Schlimmer noch, wenn ein unbeaufsichtigtes Kind einem Sittenstrolch in die Hände fällt. Hier erleidet das Kind massive Qualen, bevor es seelisch und/ oder körperlich getötet wird.

Bewegen wir uns viel in frischer Luft , so kommt es zur Ausschüttung von Hormonen, die ebenfalls zu einem seelischen Wohlbefinden beitragen, wobei sich Emotionen in eine gute Richtung ergeben.

Wie sich jeder Mensch entwickelt, ob zum Positiven oder Negativen, hat er aufgrund seiner Entscheidungskraft selber in der Hand. Entscheidet er sich für das Positive, so wird er durch seelisches Wohlbefinden belohnt.

An der Zunahme der Katastrophen ist aber deutlich zu sehen, dass der Mensch nicht in Harmonie mit der Natur lebt, sondern sich im höchsten Maße zerstörerisch verhält. Wasser-Boden-Luft haben bereits einen hohen Verseuchungsgrad erreicht und irritieren die Menschen in ihrer Verhaltensweise.

Es wird allgemein vermutet, dass es eine Weltseele gibt. Stellt man sich die Erde als sichtbares polares Gegenüber vor, so müsste es nach dem Gesetz der Polarität zwangsläufig eben diese unsichtbare Weltseele geben. Die ökologische Zerstörung der Erde zieht automatisch Veränderungen im Schwingungsbereich nach sich. Diese veränderten Schwingungsfrequenzen stören dann die Erde umspannende unsichtbare Seelenenergie in ihrem Schwingungscharakter. Die Denaturierung von Boden-Wasser-Luft-Natur, die Entstehung des Ozonlochs durch FCKW und der Elektrosmog haben längst Einfluss auf die Erdschwingungen genommen mit Auswirkung auf die alles umspannende Weltseele. Dieses gestörte Schwingungsverhältnis dürfte wohl der Auslöser für die immer mehr zunehmenden Katastrophen sein. Zuwenig wird bedacht, dass es nicht nur die Unschuldigen trifft, sondern auch die Verursacher, wenn die Weltseele zurückschlägt.

Große Schäden werden nicht nur der Weltseele zugefügt, wenn es zu den dramatischen Waldbränden kommt wie in Kalifornien, Griechenland und Spanien. Die Geschädigten selber erleiden direkt oder indirekt durch diese Vorkommnisse seelische Schäden. Mit großem Aufwand versucht man die Feuer zu löschen und dies oft ohne schnellen Erfolg. Wäre es nicht richtiger, rechtzeitig weiträumig große Schneisen mit entsprechenden Gerätschaften zu schaffen, wo die Feuer nicht übergreifen können?!

Das ganze Ausmaß der gestörten Weltseele, beziehungsweise, der zerstörten Natur, zeigt sich in der steigenden Zunahme der Krebserkrankung und der damit verbundenen Sterblichkeit. Da Körper und Seele in Wechselbeziehung stehen, bekommt die Seele nicht die erforderlichen Schwingungen vom Körper, um sich wohl zu fühlen. Schon lange hat man erkannt, dass ungelöste seelische Probleme den

Körper je nach gestörter Wechselschwingung und Giftlage erkranken lassen. Die Schulmedizin spricht hier von psychosomatischen Erkrankungen. Mit Chemotherapeutika das Dilemma anzugehen, statt auf die Natur zu setzen, kann nicht die Zielrichtung sein. Die Schaffung harmonischer Schwingungen zwischen Körper und Seele sollten stets im Vordergrund stehen.

Nahrungsmittel haben ihre eigenen charakteristischen Schwingungen, welche harmonisch auf Körper und Seele einwirken. Essen und Trinken hält Körper und Seele zusammen. Dieser Spruch ist bekannt. Manche Nahrungsmittel mögen wir besonders gern und dagegen besteht oft bei anderen eine Abneigung, die sich keiner erklären kann. Befinden sich Körper und Seele im Ungleichgewicht, so ist in der Regel Säfte- und Rohkosternährung recht sinnvoll.

Diese Art von Schonkost bis zu 10 Tagen durchgeführt ist für das Herz günstig. Jedoch ab dem 11. Tag wird Herzeiweiß abgebaut. Die Herzmuskelzellen (Myofibrillen) werden geschädigt!

Aus körperlichem Wohlbefinden resultiert seelische Harmonie, die sich wiederum auf das leibliche Wohl auswirkt. Somit haben solche gelegentlichen Fastentage eine gute Wirkung auf die Wechselbeziehung zwischen Seele und Körper. Daraus resultiert nicht zuletzt psychisches Wohlbefinden und somit die Kraft, Belastungen besser bewältigen zu können. Fehlt diese Kraft, nützt psychische Einflussnahme herzlich wenig, denn der Patient kann in solch einer ungünstigen Verfassung eine „Gesprächstherapie" nur ungenügend umsetzen. Fühlt sich der „Psychopatient" insgesamt wohler, so ist er dann auch in der Lage, eher auf Psychotherapie verzichten zu können. Zu oft und zu schnell werden Psychopharmaka eingesetzt und dabei zu wenig bedacht, dass bei längerer Therapie Suchtgefahr besteht und die Ursache nicht erfasst wird. Diese Art der symptomatischen Therapie ist oft mit schweren Nebenwirkungen behaftet.

Im Hinblick auf körperlich seelische Gesundheit sollte nie eine Eigenmedikamentation erfolgen. Vor allem nicht mit synthetischen Chemotherapeutika. Besser wäre, diese mit pflanzlichen Präparaten wie Johanniskraut (Hypericum perforatum), dem Hafer (Avena sativa) und ähnlichem zu versuchen. Pflanzliche homöopathische Heilmittel haben keine Nebenwirkung, besitzen aber im Gegensatz zu Chemotherapeutika eine günstige Strahlung mit den guten Schwingungen auf die Seele. Zu beachten ist aber, dass diese pflanzlichen Mittel, wie z.B. Johanniskraut, oft erst nach drei Wochen wirken.

Seelische Schäden entstehen auch bei Flugzeugzusammenstößen. Die Angehörigen der Opfer und die Überlebenden solcher Katastrophen sind geprägt für ihr weiteres Leben. Wäre es da nicht sinnvoller, wenn eine internationale Regelung in Kraft treten würde. Zwei Flugzeuge, die sich auf Gegenkurs befinden, sollten nicht nach oben oder unten ausweichen, sondern nach rechts! Es kämen keine auf Irrtum beruhenden Flugzeugzusammenstöße mehr zustande, geschehen vor einigen Jahren in Überlingen am Bodensee.

Viel körperliches und seelisches Leid könnte so für die Betroffenen vermieden werden.

Ein weiteres Beispiel für die seelische Wechselbeziehung zum Körper wäre das Schulter-Arm Syndrom. Man liest immer wieder die Behauptung, dass Schulter-Arm Schmerzen nur aus dem seelischen Bereich kommen würden. Die Betroffenen „tragen zu schwer". Eine Lebenssituation ist „zu belastend" und „lastet auf den Schultern". So gesehen müsste jeder Mensch, der Probleme hat, auch an Schulterschmerzen leiden.

Dies ist nicht der Fall. Primär belasten Toxine (Gifte) die Nerven, welche zu den Schultern und Armen führen. Die Nerven können die Durchblutung nicht mehr regulieren, sodass weniger Sauerstoff und Nährstoffe zu den Muskelzellen hingelangen und Schlacken ungenügend wegtransportiert werden. Darüber hinaus kommt es zu schmerzhaften Verspannungen in der Muskulatur. Die verspannte Muskulatur wiederum subluxiert (Schrägzug) infolge dessen die Wirbelkörper, wobei die Wirbelquerfortsätze auf die Nerven drücken.

Der schmerzhafte Teufelskreis ist somit geschlossen. Dies wiederum belastet mit den vom Schmerzsyndrom ausgehenden Schwingungen die Seele. Wenn dann noch Ereignisse dazu kommen welche die Seele belasten, so entstehen wiederum Schwingungsveränderungen seitens der Seele. Die Seele wirkt nun in den stofflichen Bereich (Schulter-Arm) ein. Somit ist der Körper-Seele-Kreis geschlossen.

Die Nerven zu polarisieren (zum Beispiel mit Neuraltherapie), den Organismus zu entgiften und die Verspannungen der Muskulatur zu lösen ist die notwendige Alternative. Die gestörten Schwingungen normalisieren sich und die Seele fühlt sich in dem gesünderen Körper wieder wohler, sofern keine anderen Gründe die Heilung verhindern. Dabei muss gesagt werden, dass jeder Mensch bestimmte Neigungen zur Schwäche im körperlichen und seelischen Bereich besitzt.

Die geheimnisvollen Farben

Die Farben mit ihrer Wirkung auf die Psyche spielen eine nicht zu unterschätzende Rolle. Des Weiteren beeinflussen Farben Emotionen, Selbstwertgefühl und das Immunsystem. Zum Beispiel wirkt Orange/Rot anregend. Die Farbe Tiefblau vermittelt entspannende und beruhigende Gefühle. Selbstsicherheit wird von der Farbe Tannengrün gefördert. Eine angenehme und entspannende Wirkung wird der Farbe Gelb zugesprochen. Farben und körperliches Wohlbefinden fördern die physische Intensität und diese wiederum die Kraft der Glaubensfähigkeit.

Interessant in diesem Zusammenhang sind die unterschiedlichen Edelsteine mit ihren Schwingungen, sowie die entsprechenden Farben in Verbindung mit den Sternzeichen.

Der Steinbock (22.12. bis 20.1.) hat als Glücksbringer den Onyx und Chrysopras. Seine Hauptfarbe ist Braun. Schimmert diese Farbe nach Rot oder Gold, so vermittelt dies dem Steinbock das Gefühl der Erhabenheit.

Fischgeborene (20.2. bis 20.3.) besitzen als Glücksstein die Koralle und den Amethyst. Seine Farbe ist die Farbe Grau. Das Grau der inneren Einsamkeit versucht er ein Leben lang loszuwerden, was er aber selten schafft.

Dem Wassermanngeborenen (21. bis 19.2.) ist an Edelsteinen der Amethyst, Granat und Zirkon zugeordnet. Seine Farbe ist Indigo (Blaufärbung nach Violett), was ihm sehr liegt.

Stiergeborene (21.4. bis 21.5.) reagieren positiv auf die Edelsteinschwingungen von Türkis, Karneol und Saphir (Natursteine). Grün ist ihre Farbe, welche günstig auf das Gemüt wirkt und ihn erfreut.

Dem Widdergeborenen (21.3. bis 20.4.) sind als Glückssteine der Jaspis, Heliotrop und Diamant zueigen. Die Farbe des Widders ist Rot, sie drückt Mut und Verwegenheit aus.

Dem Krebsgeborenen (22.6. bis 22.7.) sind als Glücksbringer von den

Edelsteinen Smaragd, Mondstein, Scarabäus und die Perle zugeordnet. Die Farbe Weiß ist für den ruhigen und friedlichen Krebsgeborenen angenehm und fördert das Wohlbefinden.

Zwillinggeborene (22.5. bis 21.6.) haben als Glückssteine Chalcedon, Chrysopras und Achat. Die Farbe Gelb für den Zwilling wirkt positiv auf das Gemüt und entkrampfend. Ebenso optimistisch und harmonisch in den verschiedensten Lebenslagen.

Jungfraugeborene (24.8. bis 23.9.) haben als Glückssteine den Topas, Jaspis und Karneol. Die Farbe Blau spiegelt das Gleichgewicht und die ruhige Art der Jungfrau wieder.

Löwegeborene (23.7. bis 23.8) benötigen als Glückstein den Rubin und Bernstein. Orange ist seine Farbe. Fehlt ihm die Zeit zum Träumen, wird er leicht unangenehm und belastet damit sein Umfeld. Er fürchtet das Unbekannte.

Skorpiongeborene (24.10. bis 22.11.) haben als Glücksstein den Granat, Aquamarin und Beryll. Der Skorpiongeborene liebt die Farbe Schwarz, da es seine geheimnisvolle Art unterstreicht und ihn interessant macht.

Waagegeborene (24.9. bis 23.10.) benötigen als Glückssteine Aquamarin, Opal, Lapislazuli und die Koralle. Zu den Waagen passen am besten die Farbe Rosa, die Farbe der Harmonie und Schönheit. Sie wirkt positiv auf ihr Umfeld.

Dem Schützegeborenen (23.11. bis 21.12.) hat es die Farbe der Könige, Purpur, angetan. Glücksstein ist der Türkis und als Nebenstein das Tigerauge. Sein Glaube an das Metaphysische und Interesse für das Ungewöhnliche zeichnen den Schützen aus und trägt ihn von einem Extrem zum Anderen. Sein Optimismus ist stets ungebrochen, wobei er immer wieder versucht seine Mitmenschen zu begeistern.

Der geheimnisvolle Geist

Wer kennt nicht den Spruch vom willigen Geist und schwachem Fleisch. Körper-Seele-Geist ist eine von Schwingungen getragene Einheit. Auf die Frage, was denn der Geist sei, wie man sich ihn vorstellen könnte oder was für ein Gebilde er ist, findet man wenig zufriedenstellende Antworten, die logisch klingen. Wenn, wie ich denke, die Seele eine Energieformation spezifischer Art ist, so glaube ich, dass der Geist ebenfalls eine Energieformation, allerdings etwas anderer Art, sein könnte. Die Differenzierung liegt sicherlich in den Frequenzen der energetischen Schwingungen des Geistes. Über Seele und Geist schwingt eine Unvorstellbar mächtige Energie mit einer unbegrenzten Intelligenz im gesamten Kosmos beziehungsweise Weltall, die wir vielleicht als Gott bezeichnen können. Eine gewaltige Energie, die von Ewigkeit zu Ewigkeit schon immer da war. Ohne diese gewaltige Energie mit den entsprechenden Frequenzen gäbe es sicherlich keine Seele, keinen Geist und keine stofflichen Erscheinungen, beziehungsweise Sterne (Sonnen) und Planeten. Nach den Gesetzen der Polarität muss es als Gegenpol zu der göttlichen Energie mit seinen positiven Schwingungen und Frequenzen eine gewaltige negative Energie geben. Diese im gesamten Weltall befindliche negative Energie wäre demnach als das Dämonenhafte zu sehen. Ist ein Mensch mit den Zivilisationsgiften unserer Zeit überhäuft, so neigt er mit seinen Gedanken mehr in die negative Richtung, was sich erst bessern kann, wenn die Ausscheidungsorgane gestärkt werden und somit eine Reduzierung der Giftkonzentration möglich ist. Dazu ist das Ausleiten über die Haut eine hervorragende Unterstützung der Gesamtentgiftung. Die toxisch bedingte Negativität wird durch die dämonenhafte kosmische Energie bei den Betroffenen verstärkt.
Unsere Gedanken besitzen energetische Schwingungen. Richtig eingesetzt, können sie in uns und um uns herum viel bewirken. Jeder Mensch und jedes Tier ist von einer Aura umgeben, die mit einer

sogenannten Kirlianmethode sichtbar gemacht werden kann und möglicherweise den Geist darstellt.

Die Existenz des Geistes wird mehr mit dem Gefühl als mit dem Bewusstsein erfasst. Der Geist äußert sich in der berühmten Geisteshaltung, welche zur Bewältigung aller auftretenden Probleme von äußerster Wichtigkeit ist. Ein guter Geist beinhaltet alle positiven Gefühle, wie Freundlichkeit, Freude, sich in Liebe und Geduld üben, nachsichtig gegenüber Schwächeren zu sein und vor allem sich immer wieder zur Nächstenliebe zu ermahnen. Gute aufbauende Schwingungen werden jedem Menschen zuteil, dessen Geist als Nahrung Anteilnahme bei Schmerz und Leiden erhält. Schwingungen, die vom Geist ausgehen, gelangen zur Seele, mit welcher er in Wechselbeziehung steht. Ebenso wirkt der Geist auch ins Stoffliche, wobei das Gehirn an vorderster Stelle steht. Allgemein wird angenommen, dass der Geist die Gedanken sind, jedoch handelt es sich dabei im Stofflichen (Gehirn) produzierende Schwingungen, die ihrerseits metaphysische Wirkung besitzen. Dies wird hinreichend mit den Erfolgen der Geistheiler immer wieder aufs Neue bestätigt. Die Gedanken entstehen im Gehirn als Ergebnis der Hirnfunktionen. Treffen sich viele Menschen in einem Raum (zum Beispiel Kirche) um gemeinsam zu Gott zu beten, so ergibt sich daraus eine gewaltige Geistaktion, mit seinen Schwingungen und einer positiven Gesamtwirkung. Diese Gesamtwirkung kommt dann reflektorisch jedem Einzelnen wieder zugute. Wir wissen längst, dass alles Schwingung ist und von den Frequenzen abhängt. Gelingt es uns zum Beispiel eines Tages die atomare Schwingung unserer Zellen zu erhöhen, so werden wir in der Lage sein, durch Wände gehen zu können.

Dabei fällt mir ein Ereignis ein, von dem ich heute noch nicht weiß, ob es ein Traum oder Realität war. Im März 1993 ging ich wie meistens rechtzeitig zu Bett. Mitten in der Nacht stand ich plötzlich neben meinem Bett mit dem Gesicht zur Wand. Darüber war ich maßlos verwundert, denn die Toilette befand sich ja in entgegengesetzter

Richtung. Die Nachtleuchte verbreitete ein Dämmerlicht, so dass, als ich nach rechts schaute, meine Frau im Bett liegen sah. Danach schaute ich nach links und erblickte eine kräftige, untersetzte Gestalt, über die ich mich erstaunlicherweise nicht wunderte. Das Einzige, das ich in dieser Situation ebenfalls zur Kenntnis nahm, war die graue, gefaltete Haut. Heute denke ich, wenn es kein Traum war, dass es sich um einen Raumanzug gehandelt haben könnte. Im nächsten Augenblick ging ich wie in einem inneren Zwang mit dem Wesen durch die Wand. Die Gestalt und die Aktion durch die Wand war mir so selbstverständlich, als wenn ich es schon oft erlebt hätte. Im Hof angekommen, sah ich die nachbarlichen Häuser mit ihren Außenlampen, welche meine Garage in hellem Licht erscheinen ließ. Plötzlich fiel ein gleißend helles Licht über mich und von da an kann ich mich an weitere Wahrnehmungen nicht mehr erinnern.

Ein kluger Mensch sagte, dass wir nur ca. 10% unserer Hirnkapazität nutzen. Könnte es nicht sein, dass wir mit den restlichen 90% Hirnleistung in der Lage wären, die atomare Schwingung unserer Zellen zu erhöhen, sodass wir in der Situation wären durch Wände zu gehen oder zu anderen Leistungen fähig wären.

Bezug auf eine Weltseele sollte die Möglichkeit ins Auge gefasst werden, dass es ebenso gut einen Weltgeist geben könnte. Ebenso könnte es einen Gesamtgeist geben, der sich aus den Schwingungen eines jeden Einzelnen bei einer größeren Ansammlung von Menschen bildet, die in gemeinsamer von Harmonie getragener Atmosphäre zusammengetroffen sind. Den Geist als Phänomen wissenschaftlicher Untersuchung zuzuordnen, sind wir mit den heutigen Methoden noch nicht in der Lage. Die wissenschaftlichen Erkenntnisse auf vielen Gebieten werden erfahrungsgemäß immer wieder durch neue Erkenntnisse ersetzt und somit haben die alten Erkenntnisse keine Gültigkeit mehr. Deshalb sollte die völlige Wissenschaftsgläubigkeit mit großer Vorsicht gehandhabt werden.

Wichtiger ist es, die Empirie der Naturheilkunde zu pflegen, welche sich über tausende von Jahren entwickelt hat. Am Flughafen von Paris sind vor vielen Jahren ca. 170 Fluggäste bei einem Landeanflug im Nebel ums Leben gekommen. Der Flugkapitän hatte den Autopilot zur Landung aktiviert. Die Auswertung ergab, dass die Maschine manuell sicher zu landen gewesen wäre. Jedoch hat der Pilot lieber den ca. 36 an Bord befindlichen Computern vertraut, so die Berichte der Medien. Die völlige Wissenschaftsgläubigkeit des Piloten hat den Fluggästen das Leben gekostet. Inwieweit dieser eben geschilderte Fall dem geistigen Gesetz der Serie zugeordnet werden kann, sei dahingestellt.

Ein geheimnisvolles Phänomen schlägt von Zeit zu Zeit immer wieder zu. So erleben wir zum Einen die Häufigkeit von Flugzeugabstürzen, dann wieder einmal fortlaufende Eisenbahnunglücke, gefolgt von einer Serie von Busunglücken, ohne dass dafür eine rationale Erklärung gefunden werden kann. Der aufmerksame Beobachter wird dieses Phänomen auch in seinem Umfeld in kleinerem Maße registrieren. Werden diese Phänomene eventuell von einem Weltgeist verursacht und wenn ja, wodurch wird er in seinen Schwingungen und Frequenzen irritiert, dass es zu solchen Erscheinungen kommt?

Vielleicht spielen auch physikalische Einflüsse eine Rolle dabei. Geistige Lernschritte, die aus der Umwelt resultieren, beeinflussen sicherlich auch die körperlichen Abläufe nach dem Gesetz der Wechselbeziehung zwischen Geist und Körper.

Der Raubbau, der auf der Erde seit langer Zeit stattfindet und zu Veränderungen im ökologischen Gleichgewicht geführt hat, verändert auch die harmonischen Schwingungen mit ihren Frequenzen, welche die Erde aussendet und vom Weltgeist entsprechend aufgenommen werden. Dieser reagiert darauf in für die Menschen ungünstiger Form, sodass dadurch eine gestörte Wechselbeziehung der Schwingungen mit ihren Frequenzen entsteht.

Das geheimnisvolle Unterbewusstsein

Das Unterbewusstsein wirkt auf der geistigen Ebene und äußert sich in Gefühlen, Empfindungen, auch Ahnungen, die auf der sichtbaren Ebene nicht greifbar sind. Das Verständnis für die geistigen Vorgänge muss sich wohl jeder immer wieder aufs Neue erwerben. Ähnlich wie Seele und Geist kann man das Unterbewusstsein als Energieformation etwas anderer Art betrachten.

Der Geistheiler programmiert sein eigenes Unterbewusstsein und das des Patienten über seine Glaubenskraft. Störungen im Körper des Patienten, die wir Symptome nennen, werden durch das Unterbewusstsein, welches an Stoffwechselvorgängen beteiligt ist, gelindert oder beseitigt.

Mit der Kraft der Gedanken wird das Gesetz der Verwirklichung mobilisiert. Unabhängig davon, was wir denken, sprechen, tun und fühlen, stellt dies eine Aktion dar. Diese bewirkt dann eine Reaktion. Beeinflussen wir unser Unterbewusstsein positiv, so sorgt das Unterbewusstsein für eine positive Reaktion. Denken wir dagegen negativ, so kommen negative Reaktionen zu uns zurück.

Was wir als Wahr annehmen, ob negativ oder positiv, registriert das Unterbewusstsein als Befehl, den es getreu nach den geistigen Gesetzen ausführt. Entscheidend daher ist die als wahr ablaufende gedankliche Vorstellung. Das heißt, was ich mir wünsche, soll als erfüllt vor dem geistigen Auge ablaufen. So ähnlich steht es auch in der Bibel. Der Glaube versetzt Berge, beziehungsweise, wenn ihr glaubt, empfangen zu haben, so habt ihr schon empfangen.

Aus dem Unterbewusstsein eines jeden einzelnen Menschen ergibt sich das Gesamtunterbewusstsein der Menschheit. Da die gesamte Menschheit mehr toxisch belastet ist, als man sich vorstellen kann, so ist auch das Denken in der Regel negativ. Zu der Belastung durch die Umweltgifte und den allgemeinen Elektrosmog kommen toxische Substanzen dazu, welche im Körper im Stoffwechsel entstehen und sogar krebserregend sind. Umso wichtiger ist es, mit allen Mitteln und Methoden die Ausscheidungsorgane zu stärken, damit der Körper über diese gut entgiftet wird. Ohne den Organismus in seiner Gesamtfunktion zu stärken, ist die Chance für ein glückliches Dasein sehr gering.

Zu viele Menschen hat es schon gegeben, die geglaubt haben, man müsse alles über den Glauben erreichen und die nach einer gewissen Zeit am Organversagen oder Krebs gestorben sind. Sicherlich werden immer wieder Symptome (Erkrankungen) mit der Kraft des Glaubens geändert oder beseitigt. Die Ursachen die dazu geführt haben, bestanden aber weiterhin und es kam über kurz oder lang zu neuen Symptomen mit einem Leidensweg oder vorzeitigen Ende. In einem gesunden Körper kann es nur einen gesunden Geist geben, der sich dann wohlfühlt.

Zu viele Menschen denken negativ, so wundert es nicht, wenn das Massenunterbewusstsein insgesamt negativ ist. Sich davon abzugrenzen und ein positiv reagierendes Unterbewusstsein sein Eigen nennen zu dürfen, sollte das Ziel sein. Schon am Morgen nach dem Erwachen ist es besser, sich positiven, erfreulichen Gedanken hinzugeben, statt düstere, negative Gedanken zu pflegen. Wenn einer alles schon am Morgen von der schwärzesten Seite sieht, so kann er sich den Tag über nicht wohlfühlen. Entsprechend der Tatsache, dass im Vormitternachtsschlaf die meisten Zellerneuerungshormone gebildet werden, ist es unbedingt notwendig, sich rechtzeitig zur Ruhe zu begeben. Gelingt dies nicht, weil das Herz Probleme macht, meist vegetativ bedingt, praktiziere man den Naturschlaf. Dazu legt man sich ca. 18.30 Uhr ins Bett, liest entspannende Lektüre und macht dazu die Entspannungsreise durch den Körper und schläft so lange, bis man erwacht. Dann sofort aus dem Bett und einer Tätigkeit nachgehen. Sobald sich Müdigkeit einstellt, bis 6.30 bzw. 7.00 Uhr nachschlafen. So stellt sich zwischen Körper und Unterbewusstsein eine gute Wechselschwingung ein, so dass sich der Mensch insgesamt wohler fühlt. Nach dem Mittagessen empfiehlt sich eine Ruhepause zwischen 14.00 bis 14.30 Uhr gemäß dem Biorhythmus. Jedoch sollte in dieser Zeit nicht geschlafen werden, damit sich gegen 19.00 Uhr die willkommene Müdigkeit einstellen kann. Möglicherweise stellt sich der Erfolg nicht unbedingt sofort ein, doch wird eine entsprechende Ausdauer sicherlich belohnt werden.

Durch Hypnosebehandlungen kam man vor langer Zeit auf die Existenz des Unterbewusstseins. Ereignisse, die nicht bekannt waren, zeigten sich im Unterbewusstsein gespeichert. Durch Hypnose konnten diese Vorgänge aktiviert werden. So liegt der Verdacht nahe, dass Erlebnisse aus früheren Leben auch im Unterbewusstsein gespeichert werden.

Eine junge Frau hatte einen Verkehrsunfall, bei dem ihr Wagen einen Totalschaden erlitt. Dies belastete ihr Unterbewusstsein so stark, dass sich Abwehrschwäche einstellte und die Präkanzeroseteste nach Prof. Neunhoeffer, Dr. Scheller und Dr. Gutschmidt in die Höhe gingen. Nachdem der Schock und Schaden behoben waren, fielen die Präkanzerosewerte wieder ab und es zeigte sich nur noch leichte Aktivität in den Laborauswertungen. Dieser Fall zeigt deutlich, dass Abwehrvorgänge im Körper vom Unterbewusstsein mitbeeinflusst werden.

Ein japanischer Wissenschaftler hat festgestellt, dass auch Wasser auf positive und negative Schwingungen reagiert. Ein Tropfen Wasser unter dem Mikroskop betrachtet veränderte seine Molekularstruktur zu den schönsten Formen, wenn während der Untersuchung positive, göttliche Wahrheiten gedacht wurden. Dagegen veränderte sich der Wassertropfen zu einem verzerrten Bild, wenn der Betrachter während der mikroskopischen Untersuchung des Wassertropfens sein Unterbewusstsein durch negative Gedanken beeinflusste.

Das Unterbewusstsein stellt eine mächtige Schaltstation im Leben eines Menschen dar.

Ein großer Philosoph[3] hat in seinen Schriften darauf hingewiesen,

dass jeder Mensch irgendwann einen Heilpraktiker oder Arzt benötigt. Schon oft ist es passiert, dass ein krebskranker Mensch jede Behandlung unterlassen hat und zu einem Therapeuten ging, der mit Steinen und dessen Strahlung den Krebs besiegen wollte. Nur diese Maßnahme allein in Anwendung zu bringen birgt das große Risiko in sich nicht ausreichend therapiert zu werden. Während der Durchführung der Steinstrahlungstherapie liegt die große Gefahr darin, dass wichtige Zeit ungenutzt verloren geht, wenn immuntherapeutische Maßnahmen außer Acht gelassen werden. Hin und wieder mag es funktionieren, doch ist das Risiko ungleich höher. Im Übrigen geht es ja nicht darum, das Unterbewusstsein programmieren zu wollen, sondern in erster Linie um die Intensität der gefühlsabhängigen Glaubensfähigkeit. Doch selbst wenn sie vorhanden sein sollte, so darf die in der heutigen Zeit vorherrschende Umweltbelastung und die damit verbundene Multiintoxikation nicht außer Acht gelassen werden. Gesunder Körper, gesunde Seele und gesundes Bewusstsein bewirken ein erfolgreiches Unterbewusstsein. Nach den kosmischen Gesetzen ziehen wir gute Ereignisse an, wenn die Gedanken in positive Richtung aktiviert und mit Gefühl aufgeladen sind. Im umgekehrten Fall treten ungute Ereignisse in unser Leben, wenn wir negative Gedanken mit den zerstörerischen Auswirkungen aussenden. Das Unterbewusstsein wandelt alle gedanklichen Aktivitäten in die jeweiligen Ereignisse um. Wir sollten vor dem Einschlafen unseren Gedanken freien Lauf lassen und uns die Wünsche als von dem Unterbewusstsein bereits erfüllt vorstellen. Es ist hier entscheidend, unsere Wunschgedanken mit Gefühl und intensivem Glauben aufzuladen. Allerdings ist es auch von großer Wichtigkeit, sich vor jeder Aktion darüber im Klaren zu sein, was wir eigentlich wollen. Bedenken wir, dass in guten Gedanken mehr Kraft liegt als in negativen Vorstellungen. Artverwandte gute Seelen suchen sich und werden auf der Erde zusammengeführt.
Eine alte Binsenweisheit besagt, dass gleiche Vorstellungen gleiche Ergebnisse bewirken. Günstig ist es, am Morgen den Tag freudig zu

begrüßen und sich um nahestehende Menschen und um sich selbst einen energetischen Schutzkranz, ähnlich dem Heiligenschein vorzustellen. Mit unseren Vorstellungen programmieren wir auch unbewusst unser Unterbewusstsein. Es empfiehlt sich, jedem Menschen nur das Beste zu wünschen. Es kehrt früher oder später zu uns zurück und zeigt uns wiederholt, dass das Gute stärker ist als das Böse.

Ein großes Übel in so mancher Ehe ist die krankhafte Kritik am Partner. Der kritisierende Teil tut sich und seiner besseren Hälfte nichts Gutes, sofern die Kritik nicht wirklich berechtigt ist. Kein Mensch steht über dem anderen, denn am Anfang und am Ende des Lebens sind wir alle gleich. Das Unterbewusstsein des Anderen in dieser Art so zu belasten wirkt nach dem Gesetz des Kosmos auf ihn selbst zurück. Wenn eine Partnerschaft zu Ende geht, so gibt es immer auch aus der vorherigen Zeit gute Erinnerungen an das Stück des gemeinsamen Weges, das zwei Partner zurückgelegt haben und sollte von Dankbarkeit getragen sein. Das Unterbewusstsein mit seinen Schwingungen und Frequenzen wird es in positiver Art reflektieren.

Die Wechselschwingungen zwischen dem Bewusstsein und Unterbewusstsein sind mit dem Vegetativum zu vergleichen. Überwiegt ein Teil, so ist das Vegetativum im Ungleichgewicht, was dann zu Störungen in der Versorgung der Organsysteme führt. Der Sympathikus regt zum Beispiel an und verengt die Gefäße. Der Gegenspieler ist der Parasympathikus mit seiner hemmenden und gefäßerweiternden Wirkung. Als dritte Komponente haben wir noch den Vagus, der als zehnter Gehirnnerv bis zum Solarplexus zieht und ebenfalls zum großen Teil parasympathische Wirkung besitzt. Auch hier besteht eine Wechselbeziehung vom Gesamtvegetativum zum Unterbewustsein. Ähnlich einem Computerchip, der das wiedergibt was ihm eingegeben wurde, reagiert das Unterbewusstsein. Ob etwas gut oder böse ist, kann das Unterbewusstsein nicht unterscheiden. Es gibt immer nur das wieder, was ihm eingegeben wurde. Versucht jemand das Gute und das Böse zu analysieren, so gleitet er leicht in eine ihn belastende Unsicherheit. Nach dem Gesetz der Polarität gehört beides zum Leben. Das Böse beseitigen zu wollen würde sich von vornherein als ein untauglicher Versuch herausstellen. Würde ein Teil fehlen, so könnte der andere Teil nicht erkannt werden. Wir wissen um die Wirkungsweise des Guten und erfreuen uns auch unbewusst daran, da uns das Ungute von seiner Ausstrahlung her unsympathisch ist. Den Menschen zieht es automatisch zum Guten hin, ähnlich dem Licht und Schatten, wobei wir nicht in der Lage sind, den Schatten zu beseitigen. Das Licht verdrängt den Schatten, oder auch die Dunkelheit. Deshalb dürfen wir auch nicht verzweifeln, wenn uns Schicksalsschläge belasten. Nähren wir die Hoffnung auf einen Wechsel in eine erfreuliche Entwicklung, so kommen wir früher oder später nach einer Talsohle, wenn sie durchschritten ist an eine Anhöhe, die in sich die Änderung zum Guten besitzt. Der Wechsel von Hoch und Tief fördert in uns die innere Weiterentwicklung. Je mehr das Unterbewusstsein in positive Richtung beeinflusst wird, umso mehr sorgt es dafür, dem Leben eine glückliche Wende zu geben. Die Tatsache, dass es gut und böse gibt, bedeutet noch lange nicht, dass wir das Böse annehmen müssen. Uns Menschen ist es freigestellt, ob wir uns für das Böse oder für das Gute entscheiden. Es gibt viele Menschen, die bereits schon in ihrer Kindheit unbewusst die Wirkung des Unterbewusstseins kennen gelernt haben. Wie oft gab es die Situation wo vor einer Prüfung gedacht wurde, dass es nicht geschafft werden könnte. Und tatsächlich ging es dann auch meistens schief. Dagegen klappte es selbst unter schwierigsten Bedingungen, wenn das Unterbewusstsein mit Überzeugung des Erfolges programmiert wurde. Manchmal geht es schneller, dass sich Erfolg einstellt und ein anderes Mal dauert es länger. Es hängt davon ab, wie intensiv und gefühlvoll mit einer starken Glaubensfähigkeit das Unterbewusstsein programmiert wird.

Als Kind dachte ich immer wieder an Tahiti und träumte vom Wilden

Westen. Ich wollte Westernreiter und Cowboy werden und in der Prärie reiten. Meine Mutter, der ich wiederholt als 13 jähriger vom Wilden Westen vorschwärmte, warnte vor den Gefahren. Es sollten noch viele Jahre vergehen, bis ich 1985 im Mai auf Bora Bora/ Tahiti gelandet bin. Im Jahr 2001 ging es dann mit einer meiner Töchter in den Wilden Westen nach Tombstone/ Arizona. Dort absolvierten wir eine Ausbildung zum Cowboy und Westernreiter mit Prüfung und Zertifikat. Von den geistigen Gesetzen der Anziehung in Aktion erfuhr ich erst 1976 im Rahmen des Naturheilkundestudiums, als uns die Schriften von Dr. Murphy empfohlen wurden. Ich hatte als Kind die Gesetze über Aktion und Reaktion nicht gekannt und habe unbewusst mir meine Träume als erfüllt vorgestellt. Ich hatte dann meine Vorstellungen viele Jahre lang nicht weiter aktiviert, ansonsten hätte die Verwirklichung meiner Träume sicherlich nicht so lange gedauert. Ähnlich ging es mit der Tahiti-Reise, die sich ebenfalls einige Jahrzehnte später ergab. Mein Vater war in der damaligen Zeit Bergmann und weit weg von der Familie beschäftigt. Ich freute mich immer, wenn ich in den Schulferien zu ihm fahren konnte. Als ich mit ihm einen Bummel durch die nahegelegene Stadt machte, sah ich ein kleines Akkordeon in einem Musikladen. Ich war ca. elf Jahre alt und dachte auf dem Instrument ohne Weiteres spielen zu können. Ich bat meinen Vater, mir doch das Akkordeon zu kaufen. Seine Frage, ob ich auch darauf spielen könne, bejahte ich, denn ich war ja überzeugt, dass ich dazu in der Lage sein würde. Daraufhin gingen wir in das Musikgeschäft und kauften das Akkordeon. Zuhause angekommen sollte ich ihm etwas vorspielen. Das Akkordeon war schnell von mir aufgenommen und ich wollte die Tasten und Knöpfe drücken. Doch bevor ich den ersten Ton produzieren konnte, fing ich mir eine Ohrfeige ein. Der Grund lag darin, dass ich mir das Instrument verkehrt herum umgehangen hatte. Die Tasten waren auf der linken, und die Bässe auf der rechten Seite. Daraufhin nahm mein Vater das Akkordeon an sich und spielte mir das Lied „Schön ist so ein Ringelspiel" vor. Bis dahin wusste ich nicht, dass er spielen konnte. Ähnlich erging es meiner Tochter im Wilden Westen, als ich am Lagerfeuer auf der Mundharmonika Westernlieder spielte. Auch davon hatte sie keine Kenntnis. In der darauffolgenden Zeit begann ich mit einem Finger auf dem Instrument das Lied „Komm mit mir nach Tahiti" einzuüben. Es war meine erste Aktion auf diesem Instrument und immer wenn ich später dieses Lied spielte, stellte ich mir die Südseeinsel mit den bizarren Bergen und dem blauen Meer ringsherum vor. So programmierte ich wiederholt mein Unterbewusstsein, ohne von der Wirksamkeit desselben zu wissen, welches dann für die Verwirklichung einige Jahrzehnte später gesorgt hatte. Menschen weichen in ihren Äußerungen, sei es durch Gesten, Gesichtsausdruck oder auch in ihrer Verhaltensweise von den anderen Menschen ab. Dies geschieht unbewusst beziehungsweise ohne Beteiligung des Bewusstseins. So mancher legt sich ein Image zu, das vom Unterbewusstsein aufgenommen und verstärkt wiedergegeben wird. Auf diese Weise entstehen Schwingungen mit den jeweiligen Frequenzen, welche vom Gegenüber unbewusst registriert werden. Sind die Schwingungen gut, so entsteht Sympathie. Handelt es sich um ungünstige Schwingungen, so wird die Strahlung von dem anderen als unangenehm empfunden und der Mensch als unsympathisch eingestuft. Manchmal drückt die Körpersprache eines Menschen Sicherheit oder Unsicherheit aus, was sich oft während des Gesprächs in dem Verschränken der Arme des anderen äußert.

Die unbewusste Verhaltensweise der Menschen ist so unterschiedlich wie ihre Gesichter. Je nach Art und Anlage wird jeder einzelne von seinem Nächsten wahrgenommen. Manch einer wirkt selbstsicher ohne es zu sein und der andere erscheint unsicher, ohne dass er im Innersten unsicher ist. Oft wird auch unbewusst eine bestimmte Verhaltensweise provoziert, die ansonsten nicht zum Ausdruck kommen würde. Findet jemand sein Leben in Ordnung, so hat er schon viel in seiner seelischen Weiterentwicklung erreicht. Fragt sich ein

Mensch, wo er herkomme, wer er wohl eigentlich sei und wohin wohl die Reise durch die Ewigkeit geht, sucht er den Bezug zu seiner Persönlichkeit, denn er fürchtet sich vielleicht, seine Identität zu verlieren. Die Hoffnung, ein besseres Leben erreichen zu können, treibt so manchen Zeitgenossen zu ungeahnten Aktivitäten. Auf der Suche nach Erkenntnissen durchschreitet der Suchende Gefühle der Befürchtungen, vorhandene Vorurteile und läuft Gefahr über Aggressionen letztlich in Gleichgültigkeit zu versinken. Ein anderer möchte mehr sein, als er ist und verwendet dazu alle möglichen Statussymbole. Falls diese bei den Mitmenschen nicht Beachtung finden, verliert er sich nicht zuletzt in einer großen Unzufriedenheit mit seinem Leben. Die für das Unterbewusstsein so wichtigen Gefühle und Empfindungen bleiben dabei auf der Strecke, so dass sich in seinem Leben nicht wirklich viel in positiver Richtung ändern kann.

Das geheimnisvolle Bewusstsein

Wir sind uns unzähliger Dinge bewusst. Unsere Umwelt teilt sich uns in vielen Variationen mit, die wir mit unseren 5 Sinnen erfassen. Je gesünder der Mensch ist, umso bewusster erlebt er sein Leben. Dies wiederum hängt sehr von seiner Gehirnfunktion ab und diese vom Gesamtorganismus, dessen Organe in ihrer Wechselbeziehung einen gut funktionierenden Stoffwechsel ermöglichen sollten.

So viele Dinge kommen uns ins Bewusstsein, aus der Vergangenheit, der Gegenwart und der Zukunft. Je weniger ein Mensch gesundheitlich belastet ist und sich wohl fühlt, umso mehr ist er in der Lage, bewusst zu leben. Wer sich ständig Hektik, Stress und anderen Belastungen aussetzt und dadurch kaum zur Besinnung kommt, der lebt am Leben vorbei. Bewusst wird es den meisten Menschen erst dann, was sie alles versäumt haben, wenn sie alt und krank den Rest ihres Lebens erleben. Anderen die Schuld an ihrer Misere zu geben oder sich in Klagen zu ergehen, hilft dann auch nicht weiter. Vielleicht erkennt dieser oder jener in seiner bewussten Rückerinnerung, welche Fehler in seiner Lebensführung zu finden sind. Da es zu Änderungen bekanntlich nie zu spät ist, könnte so manch einer das Ruder herumreißen und bewusst einer positiven und bewussten Lebensführung freien Raum schaffen.

Der materialistisch denkende Mensch ist meist nur auf das Materielle fixiert und hat die Beziehung zur Natur verloren. Natürlich geht es nicht ohne das notwendige Kleingeld, welches jeder zur Aufrechterhaltung seiner Lebensbedürfnisse benötigt. Doch sollte sich jeder vor Augen halten, dass Geld nur ein Symbol bedeutet und wie alles andere einem Kreislauf unterliegt. Es bewusst festzuhalten und zu horten bedeutet, Geldfluss, beziehungsweise den Kreislauf zu blockieren. Der allgemeinen Geldgier sind unser Wasser, Bodenerzeugnisse und die Luft in ihrer guten Qualität bereits weitgehend zum Opfer gefallen, ebenso die Gesundheit und das Leben vieler Menschen.

Die Überhäufung mit Giftstoffen sämtlicher Lebensbereiche macht ein unbeschwertes, bewusstes Leben immer weniger möglich. Eine maßvolle Lebensweise fördert die Harmonieempfindung und fördert Glücksgefühle zu Tage. Statt bewusst ein gutes Innenleben zu entwickeln entfernt sich der Mensch mit seiner oberflächlichen Lebensweise immer weiter von seinen inneren Werten.

Trotz der Entwicklung von Gesamttechnik und Elektronik, die viele Dinge einfacher und schneller erledigen lassen, haben die Menschen immer weniger Zeit. Der Tag ist schnell vorbei, die Woche, der Monat, das Jahr. Das Zeitbewusstsein fehlt den meisten Menschen. Um dieses verloren gegangene Zeitbewusstsein zu restaurieren, sollte jeder vor dem Einschlafen den Tag Revue passieren lassen. Die Zeit ist immer die gleiche, nur wie wir sie nutzen und bewusst empfinden hängt von unserer inneren Einstellung ab.

Mit der Kraft seiner Gedanken ist jeder in der Lage, sich vorhandene Gegebenheiten bewusst zu machen. Zu einer guten Entwicklung des Bewusstseins ist es erforderlich, das allgemeine Loslassen zu erlernen. Dazu macht es sich auch notwendig sich von Konkurrenzverhalten und negativen Gedanken zu befreien. Zuerst ist es wichtig, zu versuchen, sich selber in positiver Richtung zu ändern. Wir können unsere Mitmenschen nicht ändern, sondern nur mit gutem Beispiel vorangehen, indem wir unsere Verhaltensweise überprüfen und ins Bewusstsein integrieren. Der Mensch denkt zuviel an alles Mögliche, was zum Beispiel in der nächsten Zeit getan werden muss. Wichtiger wäre es, den Augenblick bewusst zu erleben. Bewusste Dankbarkeit für die momentane Situation entwickeln und sich daran erfreuen. Vor allem, wenn keine Schmerzen oder behinderte Beweglichkeit vorliegen, der Mensch sich insgesamt wohlfühlt und dankbar dafür ist. Bei der Arbeit die gerade gemacht wird, sollte nicht schon wieder an alle anstehenden Probleme gedacht werden. Sich auf die augenblickliche Tätigkeit zu konzentrieren, ist auf jeden Fall vorrangig. So erwächst der Erfolg aus der Konzentration für das gerade zu Erledigende der betreffenden Aufgabe. Aus der bewussten Tätigkeit mit dem nachfolgenden Erfolg resultiert das Erfolgserlebnis. Daraus entsteht die Freude und somit die positive Schwingung auf Geist und Seele. Egal, was wir tun, es geht darum, bewusst zu empfinden. Pausiert jemand zwischen der Arbeit, ist es wichtiger, sich zu entspannen und zu erholen, statt Pläne zu schmieden und mit den Gedanken an der nächsten Aufgabe zu sein. Gerade im entspannten Zustand können kreative Ideen entstehen. Treten Situationen auf, die vollen Einsatz von Körper und Geist benötigen, so entwickeln sich oft spontan Lösungen, die vorher als unmöglich erschienen sind. Natürlich hängt dies davon ab, wie konstruktiv und entwicklungsfähig die Gedanken sind. Zerstörerische Gedanken ziehen Misserfolge nach sich und verhindern realistische Spontanlösungen. Um richtige Entscheidungen treffen zu können, müssen die Gedanken zu den realistischen Abläufen geführt werden. Vorgänge müssen der Wahrheit entsprechen, um richtig entscheiden zu können. Körperlich und geistig schwache Menschen gehen Problemlösungen eher aus dem Wege, da sie sich gern vor Verantwortung drücken. Dabei sind es die ungelösten Probleme, die dann besonders belastend sind. Sich bewusst Problemen zu stellen, fällt dem Menschen leichter, der körperlich gesünder ist. Dazu ist es wichtig, immer wieder aufs Neue den Körper zu entgiften und die Ausscheidungsorgane zu stärken. Körperlich fit zu sein, bedeutet auch einmal die „Zähne" zu zeigen, wenn ungerechtfertigte Angriffe erfolgen. So wächst Vertrauen zu sich selbst und den vorhandenen Fähigkeiten. Wer möchte nicht ohne laufend Befürchtungen haben zu müssen durch sein Leben gehen! Je gesünder ein Mensch ist, um so eher ist er in der Lage, Glücksgefühle zu entwickeln.

Wir tun oft das Falsche und ärgern uns dann, wenn dadurch negative Erscheinungen in unser Leben treten. Deshalb sollten Entscheidungen bewusst und gut überlegt getroffen werden. Dies ist nicht immer leicht. Einfacher haben es unsere Haustiere, die von ihrem Instinkt geleitet werden. Wir dagegen müssen bewusst an alle Probleme herangehen, wenn wir sie zu unserer eigenen Zufriedenheit lösen wollen. Dazu ist es notwendig, in alle Richtungen offen zu bleiben. Ohne Vertrauen in die eigenen Fähigkeiten und Talente, bewegen wir uns im Kreis, aus dem es nur schwer gelingt, sich zu befreien. Gelingt es, sich der göttlichen Wahrheiten von Friede, Harmonie und Liebe bewusst zu werden, so ist ein wichtiger Schritt in die richtige Richtung getan. Ebenso das Bewusstsein für die biologische Ernährung immer wieder aufs Neue zu entwickeln, hilft insgesamt, das Leben in erfreulicher Weise zu empfinden.

Das Bewusstsein als Summation der Gehirnfunktion mit dessen Nervenstoffwechsel gibt uns die Möglichkeit, unser ganzes Sein bewusst zu erfassen und zu erleben.

Ein großartiges Erlebnis ist für den Pferdeliebhaber der Reitsport. Während der Westernreiter ein gewaltfreies Reiten praktiziert, übt sich der Englisch Reiter in der Abstumpfung seiner Gefühle seinem Pferd gegenüber. Um sich sein Pferd gefügig zu machen, benutzt vor allem der Turnierreiter das Zaumzeug, für das Pferd eine schmerzhafte Erfahrung. Manch ein Reiter verwendet eine messerscharfe Trense zu diesem Zweck. Das Pferd besitzt keinen Schmerzlaut und fügt sich unter Schmerzen dem Reiter. Der Westernreiter dirigiert sein Pferd auf schmerzfreie Weise durch Gewichtsverlagerung, ohne im Maul des Pferdes herumzureißen. Falls er nicht ohne Zaumzeug reitet, so verleiht er der Richtungsänderung durch leichten Zug am Zügel etwas Nachdruck, ohne dem Pferd Schmerzen zuzufügen. Dies sollte jedem Pferdefreund bewusst werden.

Den Menschen, die am „Stierkampf" beteiligt sind, fehlt das Bewusstsein, dass es eigentlich kein Kampf ist, sondern ein, das Tier quälendes, Abschlachten. Während mit Lanzen vom Pferd aus auf den Stier eingestochen wird, jagt der Torrero einen Säbel nach dem anderen in den Rücken des Tieres, bis es blutüberströmt unter unmenschlichen Schmerzen zusammenbricht. Ein Verbot des sogenannten „Stierkampfes" wäre begrüßenswert. So gibt es viele Beispiele, wo der Tierquälerei von den zuständigen Regierungen ein Ende gesetzt werden sollte. Bewusstseinsänderung zugunsten der Tiere tut Not. Mit dem Bewusstsein können wir bestehende Gegebenheiten ändern, sofern die dafür maßgeblichen Menschen ihr Bewusstsein entsprechend einsetzen.

Dazu ist es erforderlich, die Gedanken in die richtige Richtung zu lenken. Das bewusste Denken schlägt sich im Unbewussten nieder und bewirkt automatisch eine Wechselbeziehung. Infektionskrankheiten treten bei den Tieren auf, weil man sie nicht artgerecht hält und somit die Abwehr schwächt. Dazu pumpt man Cortison und Antibiotika in die Tiere, damit sie schnell verkauft werden können, ohne zu bedenken, dass über den Verzehrkreislauf der Mensch auch dadurch immer kränker wird. Hier sollte sich recht bald ein gesundes Bewusstsein zum Wohle von Mensch und Tier entwickeln.

Vor einiger Zeit suchte ich eine Therme auf. Während ich in dem wohltuenden warmen Wasser schwamm, verspürte ich ein seltsames leichtes Kribbeln auf der Haut. Natürlich machte ich mir sofort darüber meine Gedanken, womit dies wohl zusammenhängen könnte und dabei kam ich auf die Idee, das Wasser auf den pH-Wert zu prüfen. In meiner Badetasche fand ich ein Indikatorpapier, welches zur Überprüfung des Harn pH dient. Sehr erstaunt war ich, dass der Papierstreifen, als ich ihn in das Thermalwasser hielt, sich anstatt in den blauen Bereich in den gelben einfärbte. Nach dem Uralyt-U Teststreifen zeigt der blaue Bereich den basischen pH von 6,8 bis 8,0 an, während die gelbe Farbe des Teststreifens auf einen pH von ca. 5,6 hinweist. Da sich in dieser Therme auch ein Hallenbad befand, wiederholte ich dort diesen Vorgang, wobei sich der Teststreifen ebenfalls ins Gelb einfärbte. Mir wurde bewusst, dass ich hier möglicherweise in einem sauren Milieu herumschwimme. Dies beunruhigte mich sehr. Daraufhin ging ich in die Dusche und hielt den Teststreifen in das laufende Wasser. Dabei färbte sich der Teststreifen aus dem Uralyt-U Päckchen blau, beziehungsweise in den basischen Bereich. Wenn sich herausstellt, dass ein Thermalwasser pH 5,0-5,5 hat, so empfiehlt sich anschließend ein Basenwannenbad. So weit bekannt ist, soll das Thermalwasser viele Mineralien besitzen. Mineralstoffe wirken entsäuernd und basisch. Wie kommt es dann, dass in dem Thermalbad, welches ich besuchte, der pH-Wert bei etwa 5,5 lag. Könnte es das Chlor sein oder ein anderer Stoff, welcher das Wasser übersäuert? Da wir über die Haut resorbieren, nehmen wir in diesem Fall die Säure auf.

Der geheimnisvolle Körper

Unser Körper beinhaltet nicht nur Organe, Nerven und Muskeln, sondern auch Seele und Geist. Kommt es zu Störungen im Körper, so leiden die Seele und der Geist ebenfalls mit. Ein kranker Körper produziert keine harmonischen Schwingungen. Es hat sich immer wieder gezeigt, dass selbst schwere Schicksalsereignisse leichter verkraftet werden, wenn der Betreffende gesund und widerstandsfähig ist. Wie wir wissen, ist alles Schwingung. Selbst die Materie schwingt in einer Frequenz, die wir nicht wahrnehmen können. So befinden sich Körper, Seele und Geist in einem Schwingungsverhältnis, je nachdem wie gesund oder krank ein Mensch ist. Den Körper mit den ihn belastenden, so genannten „Heilmitteln" zu behandeln, die gegen ein Symptom gerichtet neue Störungen verursachen, kann nicht der Weisheit letzter Schluss sein. Dabei reichen schon die Umweltverschmutzung, Elektrosmog und Gen- veränderte Nahrung. Man hört recht wenig von den uns zusätzlich belastenden, geopathischen Zonen (Störzonen auf der Erdoberfläche), auf denen sich so mancher Schlafplatz befindet. Besonders tragisch ist es, wenn eine ungünstige Erdstrahlung durch Wasseradern verstärkt auf den menschlichen Organismus einwirkt und ihn schädigt. Manche Tiere, insbesondere Hunde, besitzen die Fähigkeit, die mit Strahlen belasteten Plätze zu meiden. Katzen dagegen suchen sich Orte, die strahlenbelastet sind und fühlen sich dort wohl. Als die Frau eines rüstigen Rentners an Krebs verstarb, ließ er die Ehebetten mit der Wünschelrute überprüfen. Über dem Bett der Frau zeigte die Wünschelrute von Kopf bis Fuß geopathische Belastung an. Bei dem Mann dagegen ließ sich nur im Kopfbereich eine Belastung feststellen. Sechs Monate nach der Messung stellten sich Alzheimersymptome bei dem Rentner ein. Der Mann wurde innerhalb kurzer Zeit geschäftsunfähig und ist seitdem ein Pflegefall, da sein Gedächtnis vollkommen versagt. Als besonders gefährlich sollen die sogenannten Globalgitternetzkreuzungen (Krebszonen) alle 2,5 m gelten. Baubiologen oder Radiästheten stellen fest, wo sich strahlungsfreie Plätze im Haus befinden, sodass die Betten nach Möglichkeit dort aufgestellt werden können. Bei dieser Gelegenheit sollte ebenfalls eine Feinstaubmessung, sowie eine Messung auf Pilzsporen im Haus erfolgen.

Kommt zu geopathischen Belastungen noch eine Acidose (Übersäuerung) hinzu, so ist es für den davon Betroffenen nicht sehr günstig. Allerdings geht es ganz ohne Säuren im Organismus auch nicht, denn er benötigt sie ebenfalls zur Energiegewinnung. Jede Zelle produziert Energie als Ergebnis des Stoffwechsels. Neutralfette (Triglyceride), die in die Zellen eingeschleust werden, benötigt die Zelle ebenfalls zur Energieproduktion. Ebenso benötigt der Körper L-Carnitin, welches aus Methionin und Lysin gebildet wird. Magnesium wiederum muss zur Verfügung stehen, damit Adenosintriphosphat zu Adenosindiphosphat umgewandelt werden kann. Der so abgespaltene Phosphatanteil ist ein Energiemolekül, welches im gesamten Energiebedarf des Körpers als unentbehrlich gilt. Befindet sich im Körper jedoch zuviel Säure, so kann das Hämoglobin (Blutfarbstoff) nicht genug Sauerstoff binden, sodass zu wenig Sauerstoff in die Zellen gelangt. Chlor, Phosphor und Schwefel besitzen eine negative elektrische Ladung und gelten somit als Minerale, die Säure bilden. Den Gegenpol mit beruhigender, harmonisierender Wirkung bilden die Basen. Hormone und Enzyme regulieren alle Vorgänge im Organismus. Damit Enzyme aber ihre Funktionen erfüllen können, macht sich ein leicht basisches Milieu erforderlich. Eisen, Kalium, Natrium und Calcium besitzen beispielsweise eine positive elektrische Ladung und gelten somit als basenbildende Zellfunktionsmittel. Das biologische Gleichgewicht zu wahren ist wohl nur noch das Privileg der Naturvölker. Deshalb sind ihnen die Zivilisationserkrankungen in all ihrer verheerenden Auswirkung nicht geläufig. Ihnen ist auch nicht bekannt, dass starke Übersäuerung die Blut- und Gewebsflüssigkeit geliert und diese somit dickflüssig macht. Die roten Blutkörperchen werden unbeweglich, womit sich die Kapillardurchblutung reduziert. So mancher Herzinfarkt oder Schlaganfall ist auf eine starke Übersäuerung zurückzuführen.

Um eine Entsäuerung zu ermöglichen werden aus Knochen und Zähnen Mineralstoffe gelöst, falls das überhaupt noch genügt.

Ebenso ist auch manche Bandscheibenschädigung auf Übersäuerung zurückzuführen.

Haarausfall ist oft die Folge von Übersäuerung, da die Haarkeime nicht genügend von der Mikrozirkulation erfasst werden. Die roten Blutkörperchen sind unbeweglich und gelangen nicht durch die kleinsten Haargefäße. Es fehlt an Sauerstoff und Nährstoffen, wobei ebenfalls oft ein Zinkmangel oder eine starke Überhäufung des Körpers mit Giftstoffen vorliegt.

Der Ischiasschmerz zeigt sich, wenn beispielsweise Säureschlacken an Nerven eingelagert sind. Sehnen, Bänder und Gewebe verlieren ihre Elastizität und unterliegen demzufolge einem starken Elastizitätsverlust. Die Körperflüssigkeiten zirkulieren nur noch träge, wenn zusätzlich noch weißer, das Blut träge machender Zucker konsumiert wird. Er kann von den Zellen mit seiner hohen Konzentration nicht entsprechend aufgenommen werden, zumal die Permeabilität (Durchlässigkeit) der Zellmembranen oft nicht mehr funktioniert. Brauner Rohrzucker hingegen ist mit seiner niedrigeren prozentualen Konzentration geeignet in die Zellen zu gelangen, wo er auch verarbeitet wird. Krankheiten und frühes Altern sind die Folge der insgesamten Giftbelastung, welcher allgemein zu wenig Aufmerksamkeit geschenkt wird. Immer öfter hört man davon, dass kleine Kinder Schlaganfälle bekommen. Von altersbedingten Ablagerungen in den Gefäßen kann wohl kaum die Rede sein. Arbeiten die Ausscheidungsorgane mit verminderter Leistung, so füllt sich die „Mülltonne" (Körper) immer mehr, dass so mancher Mensch aufgrund der Intoxikation nicht mehr klar denken kann.

Für alle Leute ist es besonders wichtig, gegen 15 Uhr einen Teelöffel

Basenpulver in einem halben Liter Wasser aufgelöst zu trinken und nach Möglichkeit viel Gemüse und Rohkost zu essen, um die Gesamtgiftbelastung zu reduzieren. Diese Maßnahme bewirkt oft eine überraschende Verbesserung der Befindlichkeit. Es ist sicher, dass die belasteten Menschen sich in einer dauerhaften Negativstimmung befinden, was schließlich vieles zur Folge hat. Es stellt sich die Frage, warum so viele (Psycho-)Therapeuten sich nicht auch um die Organe und Giftbelastung ihrer Patienten kümmern, und deshalb so viele therapeutische Misserfolge haben! Dabei dürfte es sich doch längst herumgesprochen haben, dass fast alle Erkrankungen beziehungsweise Zivilisationsstörungen durch Intoxikation (Giftbelastung) ausgelöst werden. Die Schwingungen auf Geist und Seele sind dementsprechend und werden von dort zum Körper zurückreflektiert. Wie sehr toxisch belastet müssen wohl die Menschen sein, die ohne irgendeinen Grund Mitschüler angreifen und umbringen. Meist tragen sie durch ihre Lebensweise verstärkt zur Fehleinschätzung ihrer Situation bei.

Viele Amokläufer sind oft mit einer nicht immer spürbaren Präkanzerose (Vorkrebsstadium) belastet, was die allgemeine Intoxikation erheblich verstärkt. Um dies festzustellen gibt es Krebsfrüherkennungsteste (nach Prof. Neunhoeffer, Dr. Scheller und Dr. Gutschmidt), welche von einem Arzt, einem Apotheker und einem Professor entwickelt worden sind und in der Medizin kaum Beachtung finden. Diese Tests werden von der Schulmedizin deshalb missachtet, weil die Krankenkassen die Kosten nicht übernehmen. Die Schulmedizin als Notfall- und Substitutionsmedizin oder im Falle lebensnotwendiger Operationen, ist leider nicht in der Lage, Organe und Abwehr der Patienten zu stärken. Dies ist nur über ganzheitliche Therapie wie zum Beispiel im Buch „Gesund oder Erschöpft – Ganzheitstherapie/ Naturheilkunde" von Wolfgang Rietig (BOD Verlag Norderstedt) möglich. Es wird höchste Zeit, dass die Rezepte der Heilpraktiker und Naturheilärzte endlich anerkannt und bezahlt werden. Die Volksgesundheit wäre mit Sicherheit eine Bessere und es gäbe künftig weniger Extremtäter, die total hirnverseucht auf Lehrer und Schüler losgehen. Man bedenke, dass viele Menschen finanziell eingeschränkt sind und sich Naturheilmittel sowie Behandlung oft nicht leisten können. Biologische Nahrungsmittel und einheimisches, unbelastetes Obst sollte subventioniert werden, damit die gespritzte und bestrahlte Nahrung weniger gekauft werden muss.

In Folge der toxischen Belastung springen die Impulse an der Synapse (Verbindung der Nervenzellen) nicht genügend von einer Zelle auf die andere Zelle über, da die Bildung von Überträgerstoffen durch die Giftbelastung gehemmt wird. So kommt es zwangsläufig zu Angst, Depressionen und/ oder aggressivem Verhalten. Die Leistung des Betroffenen fällt meist ab und dieser wird auch seiner Umgebung gegenüber sehr empfindlich, zieht sich zurück oder reagiert durchweg gewalttätig. Durch die dauerhafte Negativstimmung, in der er sich befindet, hat der Betroffene natürlich auf seine Mitmenschen eine ungünstige Ausstrahlung. Sie meiden diesen Menschen. Freunde, Bekannte und manchmal auch Verwandte wenden sich zunehmend von ihm ab. So staut sich zum Beispiel der Hass des Amokläufers auf, bis es dann zur Entladung kommt und unschuldige Mitschüler, Lehrer und andere Menschen angegriffen, bedroht und umgebracht werden. In dieser Situation lässt der Staat die Betroffenen vollkommen im Stich.

Die Zelle und Zukunft eines jeden Staates, die Familie, wird zu wenig beachtet. Aber gerade hier wäre es notwendig, höhere finanzielle Leistungen zu investieren. Die Eltern müssen wieder mehr Zeit für ihre Kinder haben. Kinder brauchen Zuwendung, Fürsorge, Anerkennung und Geborgenheit und sollten nicht in Kinderkrippen abgeschoben werden, wo die Elternzuwendung fehlt. Nur dadurch kann ungünstigen Entwicklungen Einhalt geboten werden. Das Selbstvertrauen des Kindes wächst und seine Entwicklung wird in geordnete Bahnen gelenkt. Ein Elternteil sollte die Möglichkeit haben, sich zu

Hause um die Kinder kümmern zu können, ohne wirtschaftlichen Nachteil erdulden zu müssen! Damit sind die Erziehungspersonen nicht mehr überanstrengt und weitaus mehr belastbarer, sie können somit besser auf ihr Kind eingehen.

Daneben ist es notweniger denn je, in Schulen die Schulpsychologen zu verstärken, ebenso mehr Lehrer einzustellen. Der Lehrer kann sich in kleineren Klassen mehr um den einzelnen Schüler und dessen Lebensumstände kümmern.

Ich bin der Meinung, dass Lehrer und Lehrerinnen in Schützenvereine delegiert werden müssten, damit sie sich und die Schüler vor den Amokläufern schützen können, da dieser seine Angriffe meist erst beendet, wenn er keine Munition mehr hat oder durch Eingreifen der Polizei nicht mehr zu weiterer Aktionen in der Lage ist. Es gäbe dann mit Sicherheit weniger oder auch keine Todesopfer mehr. Anstatt immer mehr Polizeidienststellen zu schließen, sollte man im Gegenteil neue eröffnen, die Gehälter erhöhen und mit mehr Personal besetzen. Dies käme auch der allgemeinen Sicherheit des Bürgers zu Gute.

Die Polizei ist allgemein unterbesetzt, schlecht bezahlt und nicht immer in der Lage sofort zur Stelle zu sein, wenn dies erforderlich ist. So überlässt man die Kinder, welche die Zukunft der Nation sind, ihrem Schicksal. Die Räume in den Schulen müssten während des Unterrichts geschlossen sein und Wachpersonal in den Gängen patroullieren lassen. Der Eingang in die Schulen müsste durch Sicherheitsschleusen- und Detektorkontrollen erfolgen.

Vom Geld dürfte die Sicherheit für die Kinder nicht abhängen. Wiederholt gibt der Bundesrechnungshof bekannt, dass jährlich ca. 30 Milliarden verschwendet werden. Diese Verschwendung müsste von der Regierung ausgehend auf Null reduziert und für die Sicherheit der Kinder und Lehrer aufgewendet werden.

Im Sinne der immer mehr ansteigenden Intoxikation in der Umwelt ist es wichtig zu wissen, dass wir im Laufe des Lebens ca. 40-50 kg Gifte durch den Körper schleusen. Dies hat zur Folge, dass sich die jährliche Krebssterblichkeit laufend erhöht. Ebenso nehmen die chronischen Erkrankungen zu. Jedoch steht vor jeder Therapie die richtige Diagnose, und diese fängt mit der Erhebung der Kranken-geschichte an.

Welche Operationen oder Zivilisationserkrankungen hat der Patient durchgemacht?

Wie war der Verlauf und die Erholungszeit dieser Prozesse? Von welcher Konstitution ist der Patient?

Ist er groß oder klein?

Was wiegt der Patient, ist er schlank oder übergewichtig und/oder aufgeschwemmt?

Es gibt Milliarden von Menschen auf der Welt und doch ist jeder anders. Ebenso verhält es sich bei den Krankheiten in ihrem Verlauf. Wichtig in diesem Zusammenhang ist auch die Frage, welche Erkran-kungen oder Beschwerden der Patient zur Zeit ausgesetzt ist.

Wie verhält sich der Blutdruck zu welcher Tageszeit?

Die Blutdruckmessung erfolgt am besten am Oberarm und gibt nur momentane Auskunft über die Druckverhältnisse in den Blutgefäßen des Körpers. Man bedenkt, dass der Blutdruck in der Norm sein kann und das Herz trotzdem vor dem Versagen steht. Ob der Blut-druck hoch ist oder niedrig hängt weitgehend von der Herzfunktion ab, wobei die Hormonausschüttung in den Nebennieren und der Sympathicus (anregender Teil des Vegetativums) eine nicht zu unter-schätzende Rolle dabei spielt. Sind die Nebennieren in ihrer Funktion durch Entzündung und andere Erkrankungen gereizt, so kann es zu einer verstärkten oder verminderten Hormonausschüttung kom-men, was sich dann im Hoch- oder Niederdruck zeigt. Ein gutes EKG bedeutet noch lange keine gute Herzleistung, wie allgemein oft irrtümlicherweise angenommen wird. Mit dem EKG wird nur die energetische Ableitung und nicht die Herzkraft erfasst. An dieser Tatsache geht auch kein Dauer-EKG vorbei!

Die Schulmedizin befindet sich hier in einem Dilemma, welches sich wohl über kurz oder lang ändern wird, wenn der neue Bluttest N-terminal pro BNT zur Herzkraftbestimmung abgesichert ist. Rhythmusstörungen sind eine typische Folge einer Intoxikation, obwohl das Herz unter Umständen kräftig sein kann. Hier liegt eine Belastung des Sinusknoten (Rhythmusgeber) im rechten Vorhof vor. Fällt der Sinusknoten mit seinen etwa 72 Schlägen/Min. aus, so übernimmt der Aschoff-Tawara-Knoten mit einem Rhythmus von ca. 45 Aktionen pro Minute das Ruder. Fällt aber dann der Aschoff-Tawara-Knoten durch zum Beispiel übermäßige Schädigung infolge Giftbelastung aus, so übernimmt das Hissche Bündel mit ca. 12 Schlägen pro Minute die Versorgung des Herzen mit den Rhythmusimpulsen, welche die Herzaktionen bewirken. So mancher Mensch wurde früher lebendig begraben, wenn der Arzt oder Untersuchende die 12 Schläge pro Minute nicht registriert hat. Viele Scheintote hatten Haare in den Knochen der Hände, die sie sich ausgerissen hatten, bevor sie erstickten, nachdem sie zu sich kamen. Viele Menschen verfügten vor ihrem Ableben, dass man sie baunscheidtieren[4] solle. Kamen die Pusteln auf der Haut heraus, so lebte der todgeglaubte Mensch noch und entging auf diese Art diesem Schicksal.

Liegt dagegen eine anfallsartige Schwäche der Herzgefäße vor, so kommt es auf diesem Wege meist zum Herzinfarkt. Das Blutangebot für das Herz ist in diesem Fall dem Bedarf nicht angepasst. Unklare Schmerzen in der linken Brust, linken Arm, speziell der Innenseite entlang bis in den kleinen Finger deuten auf einen sich anbahnenden Herzinfarkt hin. Der Bauchbereich auf der linken Seite ist manchmal mitbetroffen, ebenso die linke Schulter. Oft liegt dann auch eine innere Unruhe, Angst und Schweißausbrüche vor. Diese Alarmzeichen sollten sofort notfallklinisch abgeklärt werden.

Betreffs der Herzinsuffizienz (Schwäche) ist noch Folgendes zu sagen. Im Rahmen der Blutdruckmessung sollte man die Herzfrequenz im 5.Rippenzwischenraum links mit dem Stethoskop und der Stoppuhr erfassen. Danach zählt man ebenfalls eine Minute lang die Pulswellen mit der Stoppuhr. Jeder Blutauswurf am Herzen kommt als Pulswelle am Handgelenk an. Es müssen also soviel Pulswellen erfasst werden, wie das Herz schlägt. Kommen weniger Pulswellen am Handgelenk an, als man Herzschläge zählt, so bedeutet dies, dass es zwar schlägt, aber kein Blut ausgeworfen wird. Und dieses bedeutet Herzschwäche, denn es schlägt ja leer, indem es kein Blut auswirft. Ein Therapeut, der etwas auf sich hält, macht bei jeder Konsultation oder bei Herzbeschwerden diese Untersuchung. Denn wenn der linke Herzmuskel schwach ist, so kommt es zur Blutrückstauung in die Lunge. Dadurch kann der Mensch nicht richtig durchschnaufen, wenn er eine Steigung hinaufläuft oder flott in das 3. Stockwerk eines Hauses geht. Manchmal kommt es deswegen zur Wasseransammlung in der Lunge. Da mittels Hormone und Enzyme im Körper alles gesteuert wird, ist eine Schilddrüsenbestimmung über das Blutlabor nicht zu vernachlässigen. In der Praxis sollte man den Grundumsatz mittels Blutdruckamplitude und Pulsanzahl pro Minute über die Read'sche Formel als Schnellbestimmung der Über-Unter- oder Normalfunktion erfassen.

Vom Herzen gehen zentrifugal Schwingungen aus, die in der Peripherie Schmerzen verursachen können. In früheren Zeiten glaubte man fest daran, dass die Seele ihren Sitz im Herzen hat. Viele Menschen nehmen an Gewicht zu, obwohl sie wenig essen. Hier liegt meist eine Schwäche am rechten Herzmuskel vor. Das Blut staut in das Venensystem und von dort ins Lymphsystem. Blut- und Lymphflüssigkeit tritt ins Gewebe aus, wenn sich die Gefäße weiten. Homöopathische Mittel, die auf den rechten Herzmuskel wirken, ebenso auf die elastischen Fasern und das Bindegewebe, sind hier indiziert.

Die Herztätigkeit unterliegt nicht nur der Intoxikation, sondern ebenso dem vegetativen Nervensystem. Zum Einen haben wir den anregenden Teil (Sympathicus) und den hemmenden Teil, den Parasympathicus. Diese beiden Anteile sollten sich im Gleichgewicht befinden. Dazu kommt noch der Vagusnerv, der vom Gehirn bis zur Magengrube zieht und dort in diesem Bereich seine Funktion besitzt.

Zu einem gut funktionieren Organismus gehören die Blutgefäße, welche frei von Ablagerungen und Schädigungen sein sollten. Zu den stärksten Ursachen der Arterienverkalkung gehören nicht nur die überhöhten Blutfette, sondern auch Rheumatismus als Ausdruck einer maskierten Tuberkulose und Präcanzerose. Diese Faktoren rufen Entzündungsvorgänge an den Blutgefäßen hervor. Bei den Diabetes-Patienten betrifft die Verkalkung vor allem die Herzkranzgefäße und ebenso die Gehirnarterien. Bei länger bestehendem Bluthochdruck besteht zusätzlich noch die Gefahr der Arteriosklerose, was ja allgemein bekannt ist. Ebenso, wie Nikotin die Herzkranzgefäße und die Beinarterien schädigt. Die Fett- und Eiweißhaltige Kost trägt in hohem Maße zur Entstehung der Arteriosklerose bei. Vegetarische Vollkost ist hier die Alternative.

Geistige Belastungen und seelische Konflikte führen zu einer ungünstigen Wechselbeziehung zwischen Körper, Seele und Geist. Den Körper in seinen Funktionen zu unterstützen, ist die Devise, ebenso verstärkt positiv zu denken. Gründliche Untersuchungen in verschiedener Richtung machen sich dazu notwendig. Der gute Fachmann klopft nicht nur die Wirbelsäule ab, macht einen Hüftgelenkstest und klopft die Nierenlager ab, sondern er schaut auch auf Zeichen im Gesicht. Blutdruckmessen und die Bestimmung der Herzfrequenz sind obligatorisch. Eine Harnuntersuchung in der Praxis, sowie Blutlabor runden das Gesamtbild ab. Die Krebsfrüherkennung nach Prof. Dr. Neunhoeffer, die Carcinochromuntersuchung nach Dr. Gutschmidt und ebenso der Dr. Schellertest (Blutausstrich im Mikroskop) sind notwendige Untersuchungen. So manche unerklärliche Erkrankung hat ihre Ursache in einem Krebsfrühstadium und damit eine hohe Intoxikation des Körpers zur Folge. Wodurch sich dann wiederum Organschädigungen ergeben. Zur Feststellung einer guten Diagnose macht sich auch die bioelektronische Funktionsdiagnostik nach Dr. Voll[5] erforderlich. Es können ja Schwächen oder Entzündungen vorliegen, die eine gezielte Therapie erforderlich machen. Nach Dr. Voll ist es notwendig, nicht nur neben den Nägeln die AP-Punkte zu messen, sondern immer 3 – 4 Anteile auf dem Organmeridian. Allein die Messung neben den Fuß- oder Handnägeln ist wertlos, da so nur ein Organanteil erfasst wird. Zum Beispiel werden bei dem Kreislaufmeridian neben dem Nagel nur die Arterien erfasst. Danach folgen auf dem Meridian die Venen als zweiter Messpunkt und als dritter Akupunkturpunkt die Coronarien (Herzkranzgefäße). Die Messpunkte-Organanteile sind im Hand-Fuß Bild ersichtlich.

Fuß

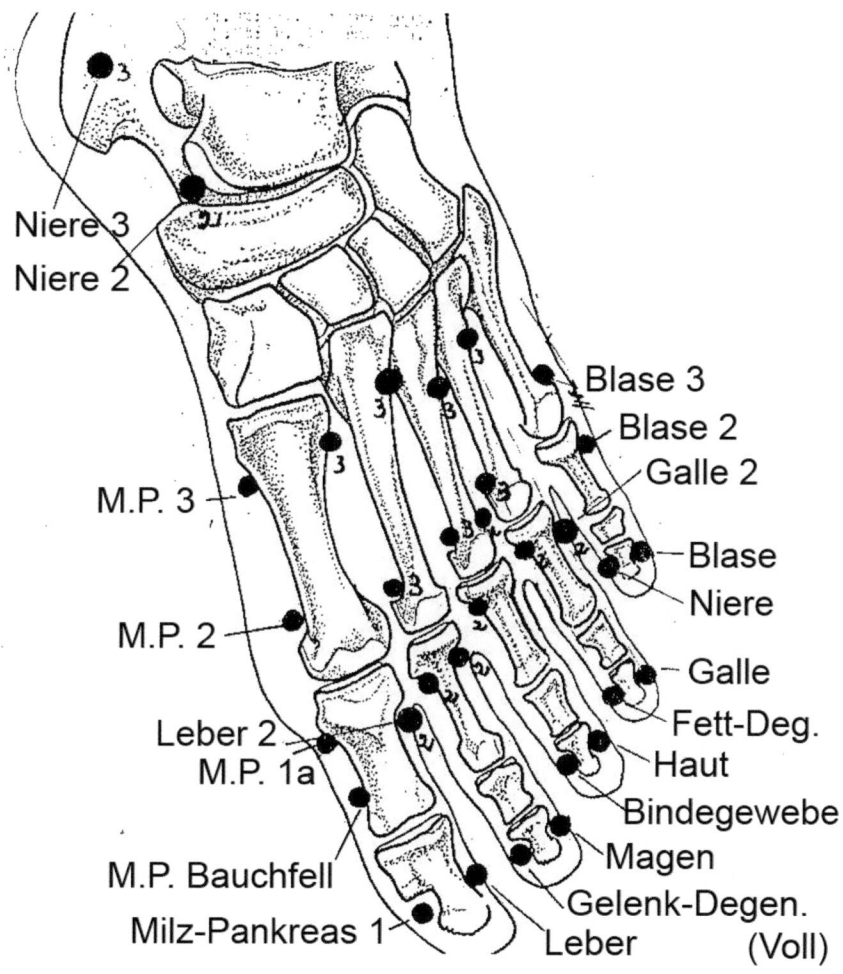

Niere 3
Niere 2

M.P. 3

M.P. 2

Leber 2
M.P. 1a

M.P. Bauchfell
Milz-Pankreas 1

Blase 3
Blase 2
Galle 2

Blase
Niere

Galle
Fett-Deg.
Haut
Bindegewebe
Magen
Gelenk-Degen.
Leber

(Voll)

Hand

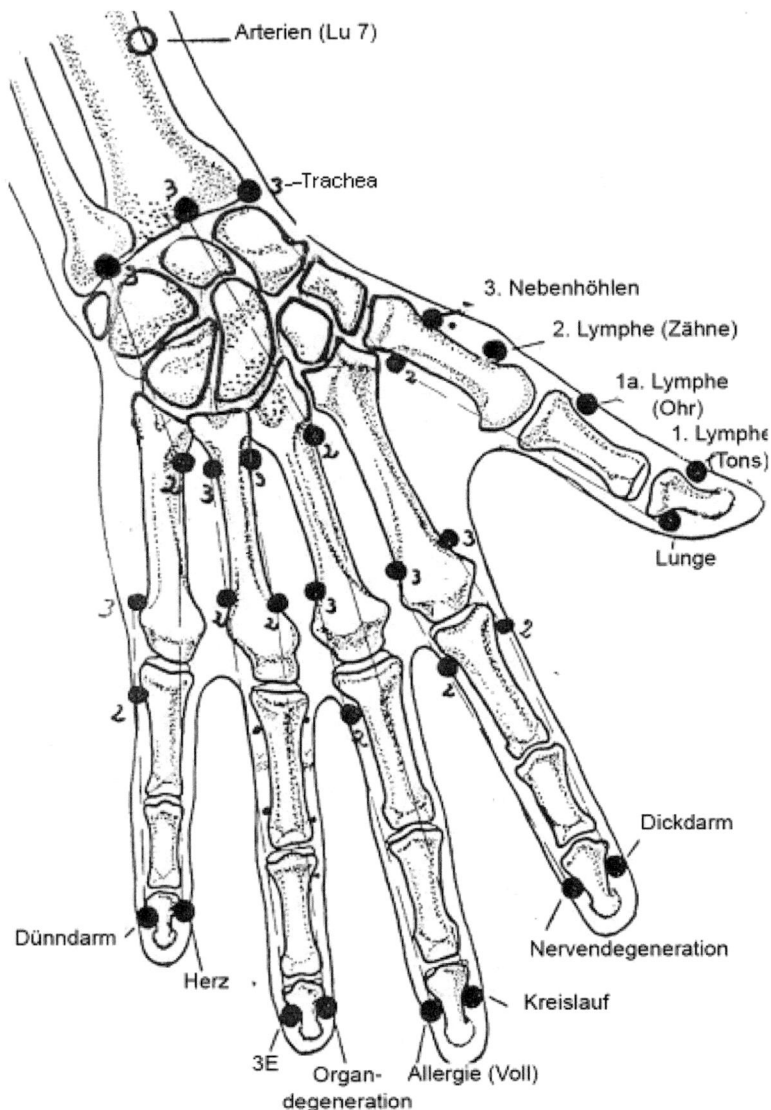

Arterien (Lu 7)

3—Trachea

3. Nebenhöhlen

2. Lymphe (Zähne)

1a. Lymphe (Ohr)

1. Lymphe (Tons)

Lunge

Dickdarm

Nervendegeneration

Dünndarm

Herz

Kreislauf

3E   Organ-   Allergie (Voll)
      degeneration

Energiedurchflutung

Energiedurchflutung mit einem BFD-Gerät nach Dr. Voll stellt ebenfalls eine elektrophysikalische Behandlung dar. Bei der Gesamtdurchflutung werden zwei Fußelektroden miteinander verbunden, ebenso zwei Handgriffel und über die Plusbuchse am Gerät angeschlossen. Die Stirnelektrode links und rechts verbindet ein Kabel, welches an der Minusbuchse angeschlossen ist. Mit Pendelfrequenz zwischen 0,4 und 12 Hz kann man eine Gesamtdurchflutung durchführen.

Anschließend folgen noch einige Festfrequenzen, die auf verschiedene Erkrankungen Einfluss nehmen:

Indikation	Freq in Hz	Aktive Elektrode am roten Stecker (+)	Passive Elektrode am schwarzen Stecker (-)
Angina	9,45	Platten-Elektrode auf die Halsseite mit den stärkeren Beschwerden	Platten-Elektrode auf die gegenüberliegende Halsseite
Angina pectoris	9,45	Platten-Elektrode ggf. mit Magnesiumchlorid-Lösung anfeuchten und auf die Herzgegend legen	Platten-Elektrode auf den Rücken
Angst	5,8	Eine Hand-Elektrode in die linke Hand	Eine Hand-Elektrode in die rechte Hand
Arteriosklerose	3,3	Bei erhöhtem Blutdruck mit langem, harten Arteriengeräusch, welches man in der Ellenbeuge bei der Blutdruckmessung hört. Wenn dieses Geräusch verschwindet und sich der Blutdruck senkt, ist dies ein Zeichen dafür, dass sich der Spasmus durch die Behandlung gelöst hat und die Behandlung beendet werden kann.	
Arthritis	9,6	Eine Platten-Elektrode an der Vorder- oder Außenseite des Gelenkes anlegen	Die Gegen-Elektrode an der Hinter- oder Innenseite des Gelenkes anlegen
Blasenbeschwerden	9,4	Fuß-Elektrode unter den Fuß der Seite mit den stärkeren Beschwerden	Fuß-Elektrode unter den anderen Fuß

Bronchitis	9,4	Hand-Elektrode	Fuß-Elektrode
Dysmenor-rhoe	3,5 + 4,9	Hand-Elektrode	Hand-Elektrode
Dysmenor-rhoesche Blutung	4,0	Hand-Elektrode	Hand-Elektrode
Endokrine Störungen	9,45	Hand-Elektrode	Hand-Elektrode Funktionsstörungen der Nebenniere Funktionsstörungen der Schilddrüse
	9,5		Funktionsstörungen der Keimdrüsen Funktionsstörungen der Hypophyse
Gelenkmo-bilisierung	9,6	Vgl. Arthritis	
Gelenk-schmerzen infolge Gicht	9,4	Elektroden anlegen wie bei Zirkulationsstörungen	
Heiserkeit	9,5	Platten-Elektrode auf den Kehlkopf	Platten-Elektrode in den Nacken
Hochdruck	6,0 9,2 9,4	Hand-Elektrode **Systolischer Hochdruck:** Hypertonie und Extra-systolen **Diastolischer Hochdruck:** Nierenschäden, Diabetes und chronische Ekzeme **Spastischer Hochdruck**	Hand-Elektrode
Hypertonie arterioskle-rotisch	3,3	Hand-Elektrode	Hand-Elektrode
Hypertonie diastolisch	9,2	Hand-Elektrode	Hand-Elektrode
Hypertonie klimakte-risch	9,5	Hand-Elektrode	Hand-Elektrode
Hypertonie spastisch	9,45	Hand-Elektrode	Hand-Elektrode

Ischias	9,7	a) bei einseitigem Ischias: 1. aktive Fuß-Elektrode, wenn die neuritischen Beschwerden am Unterschenkel und Fuß sind, passive Platten-Elektrode auf Oberschenkelrückseite 2. aktive Platten-Elektrode über Wirbelsäule in der Lumbalgegend, wenn die lumbalen Anteile des Ischiadicus betroffen sind. Fuß-Elektrode als passive Elektroden b) bei beiderseitigem Ischias aktive Fuß-Elektroden, inaktive Platten-Elektroden auf die Lumbalgegend: Drei-Elektroden-Behandlung zur Längsdurchflutung beider Extremitäten	
Knochen-hautentzündung	2,65	Platten-Elektrode auf die Entzündungsstelle	Hand- oder Fuß-Elektrode je nach dem Sitz der Periostitis
Laryngitis	9,5	Platten-Elektrode auf den Kehlkopf	Platten-Elektrode auf den Nacken
Menses, Blutung verstärkt	2,5	Vaginal-Elektrode	Fuß-Elektrode oder Hand-Elektrode
Migräne	9,5	Platten-Elektrode auf die Stirn	Platten-Elektrode in den Nacken
Müdigkeit	2,2	2 miteinander verbundene Hand-Elektroden	2 miteinander verbundene Fuß-Elektroden
Muskel-krampf	6,8	Durchfluten mit Hand- oder Fuß-Elektroden je nach Sitz der betroffenen Muskelpartien	
Myom	2,5	Fuß-Elektrode auf der Myomseite oder Vaginal-Elektrode	Fuß-Elektrode auf der Gegenseite oder Platten-Elektrode ins Kreuz legen
Nackensteifigkeit	9,4	Platten-Elektroden wie bei Zirkulationsstörungen oder Roll-Elektrode zum Berollen der Hand-Elektrode Myalgien	
Ödeme	2,5+ 9,4	Hand- oder Fuß-Elektroden zum Durchfluten	
Otosklerose	9,2	Hand-Elektroden, eventuell zusätzlich 3,3 Hz geben, wenn kombiniert mit Arteriosklerose, oder aktive Gehörgangs-Elektrode auf der gleichen Seite	
Pankreasstörungen	4,0	Hand-Elektrode	Hand-Elektrode
Parästesien in den Händen	9,4	Wie bei Zirkulationsstörungen	

Paräste-sien in den Beinen	9,4	Mit Roll-Elektroden das parästhetische Gebiet berollen	Fuß-Elektroden
Paresen	9,4	Roll-Elektrode	Hand- oder Fuß-Elektrode
Phlebitis (Venenent-zündung)	10,0	Aktive Elektrode auf die entzündlichen Venen, inaktive Fuß-Elektrode als Längsdurchflutung oder inaktive Elektrode auf der gegenüberliegenden Seite als Querdurchflutung oder oberhalb des Endes der Venenentzündung als Schrägdurchflutung	
Schlaflosig-keit	2,5	Aktive Elektrode auf Stirn und Augen legen, inaktive Platten-Elektrode in den Nacken. **Beachte** Um Kontakt mit dem Auge zu bekommen, lege man feuchte Watte auf Auge und darüber die feuchte Elektrode auf Su-praorbitale und Jochbein. Man darf aber nur gleichgerichtete positive Pulse (PP) zur Vermeidung des Aufblitzens an der Netzhaut verabreichen.	
Schnupfen	2,9	Platten-Elektrode auf die Seite mit den stärkeren Beschwerden +	Platten-Elektrode auf die gegenüber-liegende Halsseite -
Schwäche in den Knien	3,5	Fuß-Elektroden oder Platten-Elektroden beiderseits vom Knie anlegen zur Querdurchflutung	
Sinusitis / Nebenhöh-lenentzün-dung	2,5	Platten-Elektrode auf die betroffene Stirn- und Kieferhöhle	Platten-Elektrode in den Nacken
Tachykar-die (zu schneller Herzschlag)	1,2	Hand-Elektrode in die linke Hand	Hand-Elektrode in die rechte Hand
Ulcus duodeni/ ventriculi	9,4	Hand-Elektrode	Hand-Elektrode
Zirkula-tionsstö-rungen	9,4	Bei Störungen in den Beinen beide Fuß-Elektroden, bei Stö-rungen in den Armen beide Hand-Elektroden nehmen oder eine feuchte inaktive Platten-Elektrode auf den Nacken legen und mit Spezialkabel 2 gekuppelte Röhren-Elektroden als aktive Elektro-den in beide Hände nehmen (Drei-Elektroden-Behandlung)	
Varizen	9,4	Platten-Elektrode oberhalb der Krampfadern anlegen	Fuß-Elektrode
Zittern	3,5	Hand-Elektrode	Hand-Elektrode

Die segensreichen Dr. Schüssler-Zellfunktionsmittel sollten wohl jedem Behandler geläufig sein. Um die größtmögliche Aufbauwirkung zu erreichen, wird der kundige Therapeut hochwirksame Naturheilmethoden in ihrer Kombination bei jeder Behandlung einsetzen. Zum Beispiel lassen sich die Akupunktur, das Baunscheidtieren von 1848, Neuraltherapie[6] und die notwendigen homöopathischen Injektionspräparate recht gut kombinieren. So gesehen, entsteht dann eine multikybernetische Gesamtheilwirkung mit Organ stärkendem Charakter. Das Hauptaugenmerk auf die heutigen Zivilisationserkrankungen zu richten, zeichnet den guten Therapeuten aus. So gelten als vorrangig in der Erkennung und Behandlung die immer häufiger in Erscheinung tretenden Allergien bei Kindern und Erwachsenen. Blasen- und Nierenerkrankungen, Schmerzen an Gelenken, die Sehschwäche und die Hauterkrankungen sprechen für sich. Sie sollten ebenso Beachtung finden wie HNO-Erkrankungen, Kopfschmerzen, Magen-Darmerkrankungen und ob bereits ein Krebsgeschehen läuft. Kurzum gesagt, müssen alle notwendigen Maßnahmen ergriffen werden, um den Körper in einen eutonen Zustand zu versetzen, damit er in der Lage ist, gute, positive und heilende Schwingungen zu erzeugen, die mit ihren Frequenzen Seele und Geist erfreuen. Einem glücklichen Dasein steht dann nichts mehr im Wege. Über einen ordnungsgemäßen Ablauf des Stoffwechsels hört und liest man allgemein sehr wenig. Die nun geschilderten Vorgänge, die den Gesamtstoffwechsel betreffen, sind sicherlich in der Erinnerung des in der Ausbildung gelernten Stoffwechsel dem Heilpraktiker und Arzt eine willkommene Auffrischung. Jede Zelle benötigt unter anderem Proteine (Eiweiß), Fett und Kohlenhydrate. Sie liefern über bestimmte Vorgänge Energie, die für die Körperfunktionen und zur Erhaltung vitaler Funktionen unentbehrlich sind. Die Wärmebildung, das Wachstum und die Bildung des neuen Gewebes. Die Proteine sind der wichtigste Bestandteil des Protoplasmas (lebende Substanz der Zelle). Es enthält Wasserstoff, Sauerstoff, Stickstoff, Schwefel und Kohlenstoff. Es gibt dann noch Proteine, die darüber hinaus noch andere Stoffe und Phosphor enthalten. Das Protein ist maßgeblich von den Aminosäuren abhängig, da sie die eigentlichen Bausteine der Eiweißmoleküle sind. Das Eiweißmolekül benötigt in seiner Synthese eine basische Aminogruppe mit Carbonsäure. Es entstehen aus Aminosäuremolekülen lange Ketten, die man als Vorstufe der Proteine Polypeptide nennt. Wenn das Protein abgebaut wird, so geschieht dies durch eine Spaltung der Peptidverbindungen in eine der Aminosäuren. Es gibt eine Reihe von Aminosäuren, die der Körper nicht selber bilden kann. Den größten Ernährungswert haben die zugeführten Aminosäuren, welche unserem Körper beziehungsweise den Geweben am ähnlichsten sind. Aber nicht nur Fleisch, sondern auch verschiedene Gemüsearten sind unentbehrliche Eiweißspender. Zur Gesunderhaltung des Körpers machen sich mindestens ca. 8 Aminosäuren erforderlich. Man bezeichnet sie als essentielle Aminosäuren. Nicht nur Protoplasma, sondern auch das Blutplasma, Hormone und Enzyme benötigen den Stickstoff in den Aminosäuren.

Im Allgemeinen verstehen wir unter dem Stoffwechsel oder Metabolismus alle chemischen Reaktionen im Gewebe des Körpers. Man könnte auch den Begriff Stoffwechsel als Nahrungsmittelverwertung ansehen. Wir unterscheiden im Stoffwechsel Katabolismus und Anabolismus. Unter Katabolismus versteht man den Abbaustoffwechsel, während Anabolismus den aufbauenden Stoffwechsel darstellt.

Die Fette als ebenso wichtiger Bestandteil der Nahrung finden in den Triglyceriden (Neutralfetten) besondere Bedeutung. Dabei muss ebenfalls gesagt werden, dass der Körper auch Cholesterin für seinen Stoffwechsel benötigt.

Ist zu wenig Cholesterin vorhanden, bildet der Körper selbst einen bestimmten Bedarf. Cholesterin benötigt der Körper zur Neutralisierung der Mykosen (Pilzinfektionen).

Die Moleküle der Neutralfette entstehen aus der Verbindung von drei Fettsäuremolekülen und einem Glycerinmolekül. Die meisten

Fette sind Mischungen von zwei oder mehreren Glyceriden. Je nachdem, wie viel Wasserstoffatome vorhanden sind, ungesättigte und gesättigte Fettsäuren. Die ungesättigten Fettsäuren kommen in den Wasserstoffärmeren, wie zum Beispiel in der Ölsäure vor. Zu den gesättigten Fettsäuren gehört die Palmitinsäure.

Der dritte wichtige Faktor in den Verbindungen sind die Kohlenhydrate aus kleinen Molekülen bestehend. Sie sind aus Kohlenstoff und Wasser zusammengesetzt. Wichtige Kohlenhydrate sind die Monosaccharide, also die Glukose. Glukose kommt in süßen Früchten vor. Wenn zwei Monosaccharide vereinigt werden und ein Molekül Wasser abgespalten wird, entsteht Rohrzucker als ein Disaccharid. Stärke ist ein Polysaccharid welches aus vielen Monosacchariden besteht. Kohlenhydrate können vom Körper selbst gebildet werden und zwar aus Proteinen (Eiweiß) und Fetten. Kohlenhydrate liefern durch Oxidation (Vereinigung einer Verbindung mit Sauerstoff) Energie. Als Glycogen werden die Kohlenhydrate als Vorrat gespeichert und können bei Bedarf in Fett umgewandelt werden. Bei den Fetten wird ebenfalls durch Oxidation Energie freigesetzt und als Fett gespeichert. Allerdings kann der Körper Fette auch in Zucker umwandeln.

Proteine (Eiweiße) können in Fett umgewandelt werden, ebenso in Zucker. Sie können auch in der Synthese (Zusammensetzung) Verwendung finden. Auch hier können Proteine über Oxidation zu Energie werden. Zwischen Verdauung und Stoffwechsel besteht ein großer Unterschied. Verdauung bedeutet die Umwandlung von Nahrungsmitteln in Stoffe, die vom Lymphsystem und vom Blut aufgenommen werden. Stoffwechsel stellt die Verwertung der verdauten Nahrungsmittel durch die Zellen dar. Ein bedeutendes Produkt des Stoffwechsels ist das entstehende Kohlendioxid. Jedoch ist Glucose ein Stoff der Kohlehydratverdauung.

Wir kennen auf den Körper bezogen die elektrische, chemische, mechanische und thermische Energie. Für unseren Körper ist die chemische Energie von großer Bedeutung, da sie für die Zellfunktionen erforderlich ist. Sie entsteht durch den Abbau der Kohlenhydrate, Fette und Proteine. Je nach Erfordernis wird sie gespeichert oder verwendet. Wenn die Muskulatur beansprucht wird, so benötigen wir dazu die chemische Energie. Den größten Teil der chemischen Energie verwendet der Organismus als thermische Energie und zur Wärmeregulation über die Haut als Ausdünstung oder Schweißregulierung. Unter variablen Bedingungen produziert der Körper eine bestimmte Wärme, was man dann als den Grundumsatz bezeichnet. Unter Feststellung prozentualer Änderung von einem Normalwert wird eine Anzahl von Kalorien in einem bestimmten Zeitraum gebildet. Über chemische Vorgänge wird so ein Hinweis über die Abläufe in den Zellen gegeben. Der Grundumsatz ist bei den Menschen unterschiedlich. Er unterliegt verschiedenen Faktoren wie Geschlecht, Schilddrüsenüber- oder -unterfunktion, Schlaf. Cirka 70% des Körpers besteht aus Wasser. Es verteilt sich auf die Zellflüssigkeit, den Raum zwischen den Zellen, beziehungsweise, Gewebe und den Blutgefäßen. Die Ausscheidung erfolgt über Nieren, Darm, Lunge und Haut. Um die Gewebssäfte in Gang zu halten, benötigt der Mensch pro Tag 2-2,5 Liter Flüssigkeit. Sammelt sich zuviel Wasser im Interstitium (zwischen den Zellen) an, so spricht man von einem Ödem. Toxine erhöhen die Permeabilität (Durchlässigkeit der Gefäßwand). Das Ödem kann auch durch Verschluss eines Lymphgefäßes entstehen. Manchmal steigt bei Venenverschluß oder Herzschwäche auch der Wasserdruck in den Kapillaren an. Der Einweißstoffwechsel reguliert zusätzlich den hydrostatischen Druck in den Blutgefäßen. Dies hängt von der Produktion der proteolytischen Enzyme in der Pankreas ab. Während des Stoffwechsels in den Zellen entstehen saure Endprodukte. Dadurch kommt es zu einer Verstärkung der Wasserstoffionen in den Körperflüssigkeiten. Der pH-Wert von 7 dokumentiert eine neutrale Lösung im Blut. Der pH-Wert von 7,35 – 7,45 wird durch Kohlensäure und Hydrogencarbonat in einem entsprechenden Verhältnis aufrecht erhalten. Änderungen des Blut-pH versucht der Körper durch die Blutpuffer zu verhindern, wobei Natriumhydrogencarbonat der wichtigste Puffer zur Säure-Basenregulierung ist. Phosphat-, Eiweiß- und Carbonatpuffer sind weitere wichtige pH-Wert- Regulierer. Zum anderen erfolgt auch eine zusätzliche Pufferung über die Nieren und die Atmung. Wenn Kohlendioxid abgeatmet wird, verringert sich die Säurekonzentration im Organismus. Eine zu schwache Atemfunktion hat die Erhöhung von Kohlendioxid zur Folge. Während zu starkes Atmen (Hyperventilation) dem Körper zu viel Kohlendioxid entzieht, wodurch der Blut-pH-Wert stark ansteigt. Wir sprechen dann von einer Alkalose, die ihrerseits Schäden verursacht, wenn der pH-Wert zu hoch steigt. Dies kann dann zu psychischen Störungen, Sauerstoffmangel und Lebererkrankungen führen oder bereits von dort her begünstigt werden. Nieren sind an der Pufferung durch Rückresorption von Hydrogencarbonat beteiligt. Der Harn pH-Wert ist von Haus aus etwas sauer. Um aber Schlacken und Gifte aus dem Körper auszuscheiden sollte der Harn von nachmittags um 15 Uhr bis nachts um 3 Uhr zwischen pH 6,8 und 7 liegen.

Das Nervensystem ist von allen Körpersystemen am besten entwickelt. Dadurch kann der Mensch seine Umgebung registrieren und verstehen. Die Körpersysteme werden von den Nerven untereinander reguliert. Protoplasma besitzt die Eigenschaft der Reizleitung innerhalb des Nervensystems. In den Nervenfasern entstehen Impulse, die sich mit hoher Geschwindigkeit in den Nervenbahnen bis zum Ankunftsort fortbewegen. Sie übertragen Informationen, die zur Regulierung von Körperfunktionen notwendig sind. Unser Nervensystem birgt drei verschiedene Zellarten in sich.

Die Neuronen als die Hauptnervenzellen, die sogenannten Gliazellen und die kleinen, beziehungsweise mikroskopischen Gliazellen, die Mikroglia.

Die Gliazellen sind für das Bindegewebe des Nervensystems verantwortlich.

Die Mikroglia haben die Fähigkeit, Abbauprodukte aus den Zellen zu entsorgen, die anfallen wenn Zellen zerfallen.

Die Neuronen als die eigentlichen Nervenzellen beinhalten drei Arten der Reizübertragung.

Die zuführenden Neuronen leiten die Reize, welche durch das Protoplasma gebildet werden zum Rückenmark oder Gehirn.

Die motorischen Neuronen leiten die Reize vom Zentralnervensystem fort. Die Schaltneuronen leiten Impulse von den efferenten Neuronen weiter. Ebenso leiten sie die Impulse von den afferenten Neuronen fort.

Das Neuron als die Nervenzelle mit seinem Zytoplasma besteht aus dem Zellkörper und einem bis mehreren Fortsätzen, den Dentriten. Die längeren Fortsätze werden Axon oder Neurit genannt. Die Dentriten leiten die Reize zum Inneren der Nervenzelle hin und der Neurit leitet die Reize von der Nervenzelle weg. Springt ein Impuls von einem Neuron zum anderen Neuron über, so nennt man die Berührungsstelle Synapse. Sie verbindet zwei Nervenzellen miteinander. Wenn dieser Mechanismus gestört ist, so kommt es zu den Erscheinungen wie Angst, Depressionen und/ oder Aggressivität bzw. Präkanzerose sowie Intoxikation.

Am Nervensystem unterscheiden wir drei Anteile: Rückenmark und Gehirn bilden das Zentralnervensystem sowie das nach außen gelegene Nervensystem, welches aus Hirn- und Rückenmarksnerven besteht. Den dritten Anteil bildet das autonome Nervensystem mit seinem Netzanteil aus Fasern und Ganglien. Es versorgt die glatte Muskulatur des Verdauungstraktes und das Herzgefäßsystem. Des weiteren versorgt es die Drüsen und unterteilt sich in das parasympathische und sympathische Nervensystem (Vegetativum). Die Spinalnerven treten als 31 Nervenpaare aus dem Rückenmark aus. Sie versorgen das Hals-, Brustwirbel-, Lendenwirbel- und Kreuzbeinsegment. Dazu existiert noch ein Steißbeinnerv. Von oben her unterteilen sich die Spinalnerven in acht Zervikal-, zwölf Thorakal-, fünf Lumbal-, fünf Sakral- und einen Coccygealnerv.

Das Zentralnervensystem versorgt alle Organismusbereiche, außer den inneren Organen, während das autonome Nervensystem (Vegetativum) die unbewussten Funktionen des Körpers reguliert. Dazu gehören die Regulierung der Drüsentätigkeit und Herzfunktion. Von Natur aus sollten sich Sympathikus und Parasympathikus im Gleichgewicht befinden, was psychisches Wohlbefinden bewirkt. Sie stellen Energie bereit und mobilisieren ähnlich der Hormonwirkung von Adrenalin und Noradrenalin den Körper für Flucht, Abwehr und Kampfbereitschaft. Wenn das Herz kurz vor dem Versagen steht, der Blutdruck leicht erhöht ist, aber das Vegetativum sich fast in der Norm befindet (was mit einer BFD -Rundummessung nach Dr. Voll feststellbar ist), so befindet sich der Patient im letzten Überlebenskampf, ohne dass er dies manchmal wahrnimmt. Dies wurde des Öfteren beobachtet, wobei EKG auch unter Belastung immer nur die energetische Ableitung bedeutet und über die Herzmuskelkraft keine Auskunft gibt. Ein wesentlicher Teil des Körpers, um insgesamt gesunde Schwingungen seiner Gesamtfunktion auf Geist und Seele wirken zu lassen, ist die körpereigene Abwehr. Das RES als reticuloendotheliales System ist eine netzartige Komposition von Abwehrzellen speziell im Bereich des Bindegewebes. Das innere der Blut- und Lymphgefäße ist mit Abwehrzellen ausgekleidet. Es handelt sich um Zellen, die unphysiologische Stoffe, Bakterien und Viren aufnehmen. Sie sind auch in der Lage, bei Bedarf Antikörper zu bilden. Diese spezifischen Zellen finden sich auch im Knochenmark, in der Leber und in der lymphathischen Milz sowie in Lymphknoten. Dabei gibt es auch Zellen, die durch Gewebe wandern können, um Fremdkörper aufzunehmen. Im roten Knochenmark entstehen sogenannte Hämozytoplasten, aus denen sich Erythrozyten entwickeln. Dagegen entstehen Leukozyten aus den Myeloplasten (Knochenmarkszellen). In den Lymphknoten entstehen die Lymphozyten und Histiozyten, welche, nachdem sie durch Gewebe gewandert sind, Mikroorganismen aufspüren und in sich aufnehmen. In der Leber und Milz nehmen Reticulumzellen die Eliminierung von Fremdkörpern und Auflösung derselben vor. Sie sind auch in der Lage, Plasmazellen zu bilden, welche bestimmte Abwehrkörper produzieren, die ihrerseits Fremdsubstanzen zerstören können. Im weißen Blutbild finden sich fünf verschiedene Blutkörperchen, die alle Abwehrfunktion besitzen. Werden Zellen beschädigt, so geben sie Mikrosin in ihre Umgebung ab. Mikrosin erhöht die Permeabilität der Kapillaren. So gelangt Bluteiweiß in das entzündete Gewebe. Durch das Fibrin kommt es zur Gerinnung und so entsteht ein Schutzwall um den Entzündungsherd herum. Es ist so gesehen ein Schutz gegen die Ausbreitung von Bakterien. Zusätzlich kommen noch andere Abwehrkörper und -mechanismen zum Tragen.

Wie bereits oben erwähnt regulieren Hormone und Enzyme alle Vorgänge im Körper, wobei Organstärkung und Entgiftung im Vordergrund stehen. Entgiftung über Stärkung der Ausscheidungsorgane und Ausleitung über die Haut sind vorrangig. Das Hormonsystem besteht aus Hormondrüsen, welche ihre Hormone direkt ins Blut abgeben. Dabei handelt es sich um Drüsen ohne Ausführungsgänge. Wir unterscheiden dazu Drüsen mit Ausführungsgang, die ihre Säfte in eine Körperhöhle oder an die äußeren Bereiche des Organismus abgeben.

Die Hypophyse unterteilt sich in drei Abschnitte. Dabei ist der vordere Teil (Adenohypophyse) übergeordnet, welche ihre Wirkung auf die anderen Hormondrüsen hat, und zwar auf die Schilddrüse, Ovarien und Hoden sowie Nebennieren und Thymus. Die Hypophyse beeinflusst auch den Magen-Darm Trakt. Von dort gelangen bestimmte Hormone in die Blutbahn. Die Hormonausschüttung des Hypophysenvorderlappens wird durch einen Rückkopplungsmechanismus gesteuert. Der Hypophysenhinterlappen dagegen gibt das Hormon Oxytoxin und Vasopressin ab. Diese bewirken die Zusammenziehung der Gebärmutter während des Geburtsvorganges. Unter der Einwirkung der Hypophyse gibt die Schilddrüse Hormone ab, die das Wachstum bewirken. Die Nebenschilddrüse, als vier kleine Epithelkörper auf der Rückseite der Schilddrüse, bildet das sogenannte Parathormon, welches auf den Calciumstoffwechsel Einfluss hat. Eine Mangelfunktion verursacht Muskelkrämpfe, die zum Tode führen können. Die Entwicklung einer Osteoporose ist ebenfalls von der Nebenschilddrüse abhängig.

Die Nebennieren als wichtige Hormondrüsen befinden sich auf den Nieren. Sie produzieren etwa 29 Corticoide (Cortisonähnliche Substanzen). Bei der Produktion von Antikörpern und beim Stoffwechsel der Fette und Kohlenhydrate sind sie unentbehrlich. Im Nebennierenmark bilden sie Adrenalin, welches ähnlich wirkt wie der Sympathicusnerv. An der Verengung der Gefäße und damit Blutdrucksteigerung ist das Noradrenalin aus den Nebennieren beteiligt.

Eine weitere Hormondrüse ist die Pankreas (Bauchspeicheldrüse) mit den Langerhansschen Inseln mit ihrer Insulinproduktion, welches den Blutzucker in die Zellen einschleust. Zuwenig Insulin kann zum Tode oder Koma führen, äußert sich jedoch zunächst als Diabetes mellitus. Im großen Becken der Frauen sind die Ovarien eingelagert. Sie geben das Östrogen und Progesteron ins Blut ab. Sie sind für die Menstruation und das Funktionieren der Sexualorgane erforderlich. Menstruationsstörungen liegt meist ein Mangel an Östrogen zugrunde, ebenso bei unterentwickelten Brüsten. Wenn zu wenig Progesteron vorhanden ist, so verursacht dies ebenfalls Menstruationsstörungen und Verlust des Kindes bei schwangeren Frauen. Ein regelmäßiger Hormonstatus ist deshalb bei den davon betroffenen Frauen notwendig. Die Hoden beim Mann produzieren die männlichen Geschlechtszellen und das Testosteron.

Die Thymusdrüse ist ein wichtiges Abwehrorgan und liegt hinter dem Brustbein. Die Epiphyse findet sich im Mittelhirn, sie scheint auf den Schlafrhythmus Einfluss zu haben.

Im Verdauungstrakt werden Hormone gebildet. Die Magenschleimhaut produziert das zur Verdauung notwendige Gastrin. Das Gastrin stimuliert ebenso die Pankreas. Cholecystokinin bewirkt die Zusammenziehung der Gallenblasenmuskulatur, so dass etwa 30 Minuten nach dem Essen die Gallenflüssigkeit in den Dünndarm fließt. Das Hormon Enterogastron, welches vom Zwölffingerdarm abgegeben wird, hemmt die Abgabe von Magensaft. Besondere Beachtung sollten die Enzyme beziehungsweise Fermente, welche die Stoffwechselvorgänge im Körper katalysieren, finden. Optimale Wirkung entfalten die Enzyme dann, wenn das Blut leicht basisch ist. Die Pankreas produziert zum Beispiel Enzyme, die als spezifische Proteine (Eiweißkörper) für die Fett-, Kohlehydrat- und Proteinaufspaltung unentbehrlich sind. Des weiteren greifen Enzyme die Umhüllung von Tumorzellen an und lösen sie auf, damit die Tumorzelle für die körpereigene Abwehr erkennbar ist und erst dann eliminiert werden kann. Ebenso greift und beseitigt der Enzymmechanismus die auf der Tumorzelle befindlichen Adhäsionsmoleküle. Diese ermöglichen der Tumorzelle das Anhaften in den Gefäßwandungen, was die Entstehung von Metastasen bewirkt. Ein Enzymmangel kann durch entsprechende Einnahme verhindert werden. Im Krebsgeschehen macht sich eine hochdosierte Enzymtherapie erforderlich. Egal, welche Reaktionen im Körper ablaufen, Enzyme sind immer mitbeteiligt. Sie beschleunigen als besonders wirksame spezifische Eiweißkörper alle Vorgänge im Körper. Fehlen bestimmte Enzyme im Organismus, so führt dies zu gravierenden Störungen. Daraus entwickeln sich Krankheitsabläufe, die durch die richtige Substitution zu verhindern wären. Schon im Altertum wusste man sich bei der Herstellung von Bier, Käse und Wein die Enzymwirkung zu nutze zu machen. Enzyme beschleunigen nicht nur Reaktionen im Körper, sondern sie können auch Reaktion bewirken. Proteine werden durch Proteasen gespalten. Die Fette benötigen ihre Lipasen und die Kohlenhydrate sind auf die Tätigkeit der Amylasen angewiesen, um aufgespalten zu werden. Proteasen zur Eiweißaufspaltung sind das Chymotrypsin, Trypsin, Bromelin, Papain etc. Die Wirkung der Enzyme beruht auf Verbindungen, die sie eingehen und sich mit den Komponenten verändern, wobei sie sich anschließend wieder verändern. Die Konzentration der Wasserstoffionen und das jeweilige Enzymsubstrat beeinflussen den Spaltungsprozess. Fällt der pH-Wert in das saure Milieu, so nimmt die Enzymtätigkeit ab. Enzymbestimmungen sind davon abhängig, wie stark die Enzymaktivität ist. Chymotrypsin ist ähnlich wie Trypsin ein proteolytisches (Eiweißspaltendes) Enzym. Es befindet sich hauptsächlich im Duodenalsaft. Der Magen bildet in seinen Fundusdrüsen täglich 1 g Pepsinogen. Die Salzsäure des Magens aktiviert Pepsinogen zu Pepsin. Es nimmt im Magen am Verdauungsgeschehen teil. Damit die Magenschleimhaut nicht angegriffen wird, ist diese durch Inhibitoren geschützt. Das Enzym Papain wird aus der Papayafrucht gewonnen. Papain hat eine entzündungshemmende Wirkung. Bei Erkrankungen durch Würmer ist Papaya eine wertvolle Hilfe.

Die Fett aufspaltenden Lipasen aus Geweben und der Pankreas besitzen einen pH-Wert von 9,0. Sie besitzen die Fähigkeit, die Fette zu Fettsäuren zu spalten.

Amylasen sind in Pilzen und in der Pankreas zu finden. Sie spalten Glykogen und die Stärke zu Maltose (Malzzucker). Produziert die Pankreas zu wenig Enzyme, so werden sie mit Erfolg durch Einnahme zugeführt. Daraus erfolgt eine Zunahme des Enzymgehaltes im Blut. Ein Fehlen der Pankreasenzyme bewirkt eine ungenügende Verdauung der aufgenommenen Nahrung. Liegt eine Hypoacidität des Magens vor, so verabreicht der Therapeut Pepsin-Salzsäurepräparat. Das beliebte Pankreaspulver enthält Kohlehydrat- Fett- und Eiweißspaltende Enzyme. Dragees setzen ihre Enzyme erst im Dünndarm frei. Sie sollten als Verdauungsenzym vor den Mahlzeiten eingenommen werden. Fehlen Verdauungsenzyme, so kommt es zu Meteorismus (Gasanhäufung) im Darmbereich. Man spricht dann von einer allgemeinen Verdauungsinsuffizienz unter Leber-Galle Mitbeteiligung. Eine vorbeugende Einnahme ist geboten, wenn Eiweiß- und Fettreiche Mahlzeiten, sowie Speisen, die schwerverdaulich sind, auf dem Speiseplan stehen.

Die Menschen erreichen heute ein höheres Alter als noch zur Zeit der Jahrhundertwende (um 1900). Die Ursache liegt in einer besseren Hygiene, gezielter Bekämpfung von Infektionserkrankungen und vor allem in einer gesünderen, breit gefächerten und vitalstoffreichen Ernährung. Hunger und Seuchen sind in den weiterentwickelten Ländern fast nicht mehr vorhanden.

Aber an Gefäßsklerose stirbt fast jeder zweite Mensch in den Industriestaaten. Enzyme, die fibrinolytisch (Fibrinauflösend) wirken, reduzieren oder verhindern die Gefäßverkalkung. Bei hochdosierter Anwendung ergibt sich ein mikroskopischer Abbau bereits vorhandener angelagerter, fibrinolytischer Fasern und Plaques der Intima (Gefäßinnenhaut). Dabei handelt es sich nicht nur um Cholesterineinlagerungen, sondern auch um Eiweißrückstände, die maßgeblich an der Plaquesbildung beteiligt sind. So mancher Herzinfarkt und/ oder Schlaganfall ist neben einer Herzübersäuerung auf eine Koronarsklerose zurückzuführen. Dabei spielen Entzündungen, die bei fast allen Erkrankungen auftreten eine große Rolle. Die Entzündung stellt meist den letzten Abwehrkampf im subakuten Geschehen pathologischer Prozesse dar, bevor die chronische Verlaufsform beginnt. Und selbst dann kommt es in Ausnahmefällen im chronischen Geschehen zu Entzündungen, die in etwas veränderter Form den Krankheitsprozess begleiten. Besonders hartnäckig ist die Entzündung, bei der der Organismus mit einer Überhäufung des Körpers mit Giftstoffen, Schlacken und einer Säureflut zu kämpfen hat. Mit Cortison und Salizylaten der Entzündung zu begegnen, kann immer nur von kurzem Erfolg gekrönt sein. Wobei die schädigenden Nebenwirkungen den gesamten Organismus in Mitleidenschaft ziehen. Greift man dagegen zu Enzymen, um Entzündungen in den Griff zu bekommen, so erhält der Körper die untoxische Hilfe, die ihm nicht schadet. Selbst bei einer Dauertherapie treten keine unerwünschten Nebenwirkungen auf, die einen kurzen Einsatz rechtfertigen würden. Weiten sich im Entzündungsvorgang die Kapillaren, so tritt Flüssigkeit ins Gewebe aus und es kommt zu Schwellungen, die ihrerseits zusätzliche Beschwerden verursachen. Eine Fibrinkonzentration am Ort einer Entzündung ist dort für die Blutgerinnung notwendig. Toxische Substanzen werden bei einer Gerinnselbildung eingeschlossen. Damit wird einer Ausweitung des Geschehens Einhalt geboten. Wenn die Fibrinvorstufe Fibrinogen mit geschädigtem Gewebe in Berührung kommt, entsteht Fibrin. Dies geschieht schon, bevor Leukozyten am „Kriegsschauplatz" erscheinen. Allerdings kommt es durch das Fibrin zu Zirkulationsstörungen im Entzündungsgebiet. So entstehen Stauungen, Schwellungen und Schmerz um die lokale Entzündung. Das Plasmin als proteolytisches Enzym versucht die zähen Flüssigkeiten aufzulösen. Dieser Prozess wird durch die Einnahme von Enzympräparaten unterstützt. Am Anfang der Entzündung ist die Fibrinbildung zur Abdichtung im genannten Bereich wichtig, jedoch sollte es nach Bildung von neuen Zellen beziehungsweise Gewebe wieder aufgelöst werden, was durch höhere Enzymeinnahme möglich ist. Denn wenn das reichlich gebildete Fibrin nicht schnell genug aufgelöst wird, so kommt es im Organismus zu krankhaften Vorgängen.

Neue Forschungen haben ergeben, dass Ablagerungen in Gefäßen durch hohe Enzymgaben mikroskopisch abgebaut werden können und die übermäßige Neubildung verhindert wird. Dieser Vorgang wird als physiologische Fibrinolyse bezeichnet. Ebenso machen sich Enzyme erforderlich, wenn Thrombosebildung in den Gefäßen stattgefunden hat. Hochdosierte Enzymsubstitution bei Krebs hat schon in vielen Fällen zu einem besseren Verlauf geführt und sollte in der Onkologie mehr Beachtung finden.

Dr. Seeger[7] hatte schon 1938 festgestellt, dass eine stetig zunehmende Giftbelastung im Körper zu Atemstörungen der Zellen führt.

So gelangen fortwährend weniger Sauerstoff und lebenswichtige Nährstoffe in die Zellen. Die im Zellstoffwechsel produzierten Gifte und Abfallprodukte können nicht entsorgt werden. Die Folge sind im Hinblick auf die physiologischen Abläufe gravierende Störungen, die sich über Erkrankungen zeigen. Eine Entblockierung der betroffenen Zellmembranen in ihrer Atmung mit Antifermentblockaden-Injektionen macht sich erforderlich. So ist es möglich die Permeabilität (Durchlässigkeit) der Zellgrenzflächenmembran wieder herzustellen. Sauerstoff und Nährstoffe gelangen wieder vermehrt in die Zellen, Schlacken und Gifte werden zur Entlastung der Zellen ausgeschieden. So kann manche Zelle vom Gärungsstoffwechsel wieder in den normalen Stoffwechsel zurückfinden. Die davon abhängigen Symptome können auf diese Weise reduziert oder sogar zum Verschwinden gebracht werden.

Die geheimnisvolle Einheit der großen Drei

Jedes Sein ist eine Existenz. Jedes Sein lebt durch einen Körper, einen Geist, eine Seele, die wiederum eine Einheit bilden und die sich in einer stetigen Wechselbeziehung harmonisch zusammenfügen. Erfährt ein Teil dieser Einheit eine Störung, so gerät auch der Gesamtzusammenhalt, Geist-Körper-Seele, aus der Balance. Die gesunde, lebensnotwendige Harmonie ist gestört.
Anders gesagt:
Der harmonische Dreiklang Körper-Geist-Seele, ernährt sich von den ihn umgebenden, kosmischen Schwingungen, göttlichen Energien, die mit ihm in Einklang stehen. Trifft dieser harmonische Dreiklang also auf Schwingungen, die sich nicht in das eigene Geistmuster oder Seelenmuster oder in die eigenen Körperschwingungen stimmig einfügen können, so erfährt die gesamte Struktur eine Disharmonie. Gerät die Seele durch unerwartete Schicksalsschläge aus dem Takt, leidet der Geist, so wie auch der Körper. Müssen sich die Gedanken mit schwerwiegenden Problemen quälen, so beeinträchtigt dies wiederum das Wohlbefinden des Körpers und das seelische Gleichgewicht. Ein kranker Körper entzieht auch seiner Seele und seinem Geist die nötige Kraft.

Seele im geheimnisvollen Dreiklang

Die Seele stellt in dieser Einheit der großen Drei, wohl den empfindsamsten, verletzlichsten Teil dar.
Bereits im Mutterleib nimmt das gesunde, beginnende, neue Leben die seelischen Schwingungen der Mutter auf. Die Seele des Kindes schwingt im Einklang mit der Seele der Mutter. Befindet sich also die Seele der Mutter in einer harmonischen Ordnung, fühlt sich das Kind gewollt, geliebt, angenommen und geborgen. Es kann sich gut und gesund entwickeln.

Was passiert aber, wenn die Mutter unter seelischen Stimmungsschwankungen leidet?

Das Kind ist vielleicht ein „Unfall" und passt nicht in die momentane Lebensplanung, es gibt Streit mit dem Partner, der Vater des Kindes verlässt die Mutter, Zukunftsängste stehen im Raum, Arbeitsplatzverlust, Kündigung des Wohnraumes, der Tod eines nahestehenden Menschen. All diese Dinge und noch mehr wirken sich zuerst auf die mütterliche Seele aus.

Diese verliert ihre harmonische Ordnung. Die kindliche Seele nimmt die nicht zu ihm passenden Schwingungen auf und sein Wohlbefinden, seine Seelenlage wird beeinträchtigt. Die seelischen Störungen wiederum, stören den mütterlichen Stoffwechsel, das Immunsystem schwächt sich ab, die Organe verlieren ihre Kraft und können so das Kind nicht mehr ausreichend versorgen. Es kommt zu Komplikationen, die bis zum Tod des Kindes führen können.

Selbstverständlich ist es nicht immer vermeidbar, die Seele zu schützen und sich allem Negativen zu entziehen. Ein gutes, belastbares Immunsystem, starke Organe, ein guter Stoffwechsel, ein gesunder Säure-Basen-Haushalt können aber die körperlichen Auswirkungen seelischen Ungleichgewichts im Rahmen halten.

Die Seele braucht ein Gegenüber. Die Seele braucht Kommunikation. Die Schwingungen zweier Seelen treffen sich und bilden ein Ganzes.

Wie oben beschrieben, kommuniziert die Seele des ungeborenen Kindes mit der Seele der Mutter.

Kleinkinderseelen kommunizieren mit den Schwingungen der Eltern, der Geschwister, der Freunde, den Seelen der sie umgebenden Personen. Wächst das Kind in einer harmonischen Familienumgebung auf, bilden die Schwingungen der einzelnen Familienmitglieder einen Einklang. Die Kraft des Kindes an Körper, Geist und Seele nimmt zu! Es kann sich harmonisch entwickeln.

Ein harmonisches Ganzes in der Familie bedeutet, dass es aber auch hin und wieder zu Konflikten kommen muss. Konflikte gehören zum Leben und werden auf der Geist-Ebene ausgetragen. Unter ihnen muss die Seele nicht leiden. Im Gegenteil. Die Seele kräftigt sich. Sie lernt, auch abwehren zu können, lernt, Belastungen zu kompensieren. Das gute Maß an Harmonie- und Konfliktbewusstsein stärkt die energetischen Schwingungen jeder Seele, besonders im harmonischen Familienverband. Es ist Aufgabe der Eltern, eine vernünftige „Streitkultur" zu entwickeln. Seelische Tiefschläge gehören in einer intakten harmonischen Beziehung in keine Konfliktaustragung hinein. Kinder spüren sofort den Unterschied zwischen verbalen, seelischen Verletzungen oder einer sachlich geistigen Diskussion.

Umgibt das Kind aber ein Klima, das von Disharmonien geprägt ist, schwächt das die kindliche Seele. Sie verkümmert. Selbst kleinste Stimmungsänderungen bemerken Kinder sofort, ohne den Grund auch nur zu ahnen. Ihre Seele ist noch rein, unverbraucht und deshalb auch sehr empfänglich für Schwingungsänderung. Sie ist aber auch schnell verletzbar. Sie kann schnell ihre Ordnung verlieren. Das wiederum nimmt Einfluss auf den Stoffwechsel. Das Immunsystem und die Organe werden schwächer, die Intoxikation im Körper steigt an. Aggressivität, Hyperaktivität, Lethargie, Erschöpfung, Schlafstörungen, Angstgefühle, Allergien, chronische Leiden sind die Folge. Die Seele des Kindes schreit nach Harmonie, schreit nach Hilfe, wieder eine Ordnung zu erhalten.

„Sie ist eine gute Seele!" Er ist ein seelenguter Mensch!" Viele dieser Aussagen sind in unserem Sprachgebrauch längst manifestiert. Was sie bedeuten, ist jedem klar. Ein Mensch steht für den anderen ein, hilft seinem Gegenüber, unterstützt ihn, hört zu, ist einfach für den anderen da. Eine Seele ist für die andere da. Pflegt sie, hilft ihr, wieder eine Ordnung zu bekommen. Sie hilft ihr, ihre Schwingung wiederzufinden.

Dabei kann auch die helfende Seele wachsen. Sie kann ihre positive Schwingung weitergeben.

Seelen brauchen ein Gegenüber. Seelen brauchen Kommunikation. Sonst verkümmern sie. Sonst vereinsamen sie und werden krank.

„Es ist nicht gut, dass der Mensch allein sei!" Dieser Satz der Bibel beinhaltet einen hohen Wahrheitsgehalt. In unserer heutigen Zeit, in der Unabhängigkeit, Freiheit, Selbstverwirklichung weit vorne stehen, sind wir vom anderen kaum noch abhängig. Jeder kann es alleine schaffen! Aber wie geht es dabei seiner Seele?!

Es kommt der Zeitpunkt, wo die Seele die Einsamkeit spürt.

Ihre Energie, für andere da zu sein, aber auch andere Energien aufzunehmen und sich daran zu stärken, schwindet. Der Mensch fühlt sich depressiv, lustlos, antriebslos, unzufrieden, mürrisch, einsam. Er verliert den Blick für das Leben. Er verliert den Lebenssinn. Er reagiert dann oft für andere unverständlich.

Seine Seele schreit nach einem DU!

Die Belastung durch das fehlende Gegenüber führt zu Störungen im Stoffwechsel, im Organismus des Körpers. Liegt zusätzlich noch eine hohe Gesamtgiftbelastung der Organsysteme vor, kommt es zwangsläufig in den Nervenzellen des Gehirns zu Störungen. Die Folge ist oft, dass die Neurotransmitter (Überträgerstoffe) nicht ausreichend gebildet werden. An der Berührung zweier Nervenzellen können so die Nervenimpulse nicht ordnungsgemäß überspringen. Dies führt dann wiederum, je nach Anlage, zu Depressionen, Angstzuständen, oder auch zu Aggressivität.

Die Dimension allen Seins ist die unsichtbare göttliche Kraft, die alles durchdringt. Je nachdem wie die feinen Schwingungen zwischen zwei Menschen empfunden werden, besteht die Chance dem Geheimnis der Schöpfung etwas auf die Spur zu kommen. Jeder Mensch ist anders und differenziert sich auch in seiner Ausstrahlung, die von innen heraus kommt. Dabei ist es von besonderer Wichtigkeit, den anderen in seiner Persönlichkeit zu achten und ihn nicht nur zu benutzen. In

diesem Fall würden sich automatisch nach der göttlichen Gesetzmä-
ßigkeit die inneren Schwingungen in ihrer Wechselbeziehung ändern
und die tiefere Verbundenheit der Auflösung unterliegen. Die Folge
wäre ein Ende des bis dahin bestehenden geheimnisvollen Zusam-
mengehörigkeitsgefühls. Dies gipfelt dann in der Tatsache, dass der
eine den anderen nicht mehr versteht. Vielleicht gehört auch dieser
Teilaspekt zum tieferen Geheimnis des Lebens, dem endgültig auf die
Spur zu kommen noch keinem so recht gelungen ist. Dem göttlichen
Geheimnis haftet, so scheint es, das Unerschöpfliche, Unbegrenzte
und Unendliche einer anderen Dimension an. Ändern sich in einer
Beziehung die Schwingungen des Einen gegenüber dem Anderen in
negativer Richtung, so entfernen sich die Partner voneinander.

Es gibt Menschen mit besonderen Talenten. Die nahestehenden
Personen finden es phänomenal bis rätselhaft. Woran liegt es, dass
immer wieder Menschen geboren werden, die besondere Talente
haben? Könnte es nicht tatsächlich so sein, dass diese Talente Er-
fahrungen aus früheren Leben sind ? Wir sind alle in vielerlei Be-
ziehungen eingebunden. So stellt auch das Verhältnis aller Lebewesen zum Mond eine besondere Beziehung dar. Die hygroskopische
Wirkung des Mondes spiegelt sich unter anderem zum Beispiel in
Ebbe und Flut der Meere wieder. Die verschiedenen Mondphasen
haben auch Einfluss auf alle Lebewesen. Bei Vollmond steigt der Blutdruck, der Schlaf ist oft gestört, die Herzfrequenz ist erhöht und die
Hormonproduktion ist verstärkt. Bei abnehmendem Mond werden
Körper, Seele sowie der Geist entlastet.

Der Neumond zwischen abnehmendem und zunehmendem Mond
fördert die Energie, Vitalität und die Konzentrationsfähigkeit. Körper
und Seele werden zum Beispiel bei Meditation am besten entspannt.
Der zunehmende Mond fördert Optimismus und Energie. Erotik
und Leidenschaft befinden sich in einer günstigen Phase, da der Körper mehr Glückshormone produziert und die Seele in Harmonie
schwingt.

Quellenangaben

Voll, R. „Topographische Messpunkte nach Dr.Voll", medizinisch literarische Verlagsgesellschaft Uelzen1977

Pschyrembel, W. „Klinisches Wörterbuch", Verlag de Gruyter, Berlin 1975

Seeger, Dr. „Gibt es eine Präkanzerose ?"

Neunhoeffer, Prof. Dr. med. F., „Möglichkeiten und Aussagekraft biochemisch bedingter Laboratoriumsteste für Krebs, Krebsgeschehen", 8/1976H5, S.110

Neunhoeffer, Prof. Dr. med. F., „Die biochemischen Abweichungen der entarteten Zelle und die Konsequenzen für Krebsteste und Krebstherapie" Band 12, Verlag für Medizin, Dr. Ewald Fischer GmbH, Heidelberg 1978

Gutschmidt, Dr. J., „Die Carcinochromreaktion"

Scheller, E.F. „Hämatologische Krebsfrühdiagnostik"

„Baunscheidt", Ariston-Verlag (Hrsg.) Genf 1976

Schroedter, Sonderdruck aus „Krebsgeschehen und Praxis der Onkologie", Hrsg. H. Denk, K. Karrer, G. Salzer, Wien

Seeger, Dr. P.G., „Präkanzerose und ist diese aufspürbar", Erfahrungsh.K. 28, 1979 K.4, S. 244

Das Lymphsystem und das Retikuloendothelial-System, Verlag Chemie GmbH, 6940 Weinheim, 1976.

Das Endokrinsystem, Verlag Chemie GmbH Weinheim, Bergstraße, 1971.

Arterienverkalkung Dr. med. Kurt Pollack, Paracelsusverlag Stuttgart, 3. Auflage, 1971.

Culclasure, David. Das Ernährungs- und Stoffwechselsystem, Verlag Chemie GmbH Weinheim, Bergstraße, 1971.

Culclasure, David. Das Nervensystem, Verlag Chemie GmbH Weinheim, Bergstraße, 1976.

Rausberger, Karl und Wolf, Max. Enzymtherapie, Wilhelm Maudrich Verlag, Wien, 1970.

Murphy, Joseph Dr., Die Macht Ihres Unterbewusstseins, Ariston-verlag, Genf, 1962.

Wolfgang Rietig,
„Phänomen" Plötzlicher Kindstod – endlich erkannt,
BOD-Verlag, Norderstedt 2007

Wolfgang Rietig,
„Gesund oder Erschöpft ? Ganzheitstherapie/Naturheilkunde
Schmerz-Herz-Kreislauf-Krebs", BOD-Verlag, Norderstedt 2008

Wolfgang Rietig, „Länger aktiv leben!
Entsäuern – Entschlacken – Entgiften
Krebserkrankung – Krebsprophylaxe"
BOD-Verlag, Norderstedt 2009

Endnoten

1 Pherecydes von Syros.
2 Vgl. Dr. Joseph Murphy.
3 Vgl. Dr. Joseph Murphy.
4 Nach Baunscheidt 1848, Ausleitungsmethode über die Haut.
5 Dr. Voll hat die EAP (Elektroakupunktur) und BFD betrieben und weiterentwickelt.
6 Von den Ärzten Walter und Ferdinand Huneke entwickelt (Therapie über das Nervensystem).
7 Dr. Seeger, Krebsforscher.